はじめに

「見え方」が、
実は集中力や疲れやすさ、
子どもの学力、
ゴルフのスコアにまで
影響しているということ……ご存知ですか？

・長時間集中して作業を続けることができない
・文章を読んでいても内容がなかなか頭に入ってこない
・何度も同じところを読んだり読み飛ばしてしまったりする
・字を覚えるのに時間がかかる
・パソコンでの作業を終えたあとはぐったりしてしまう
・仕事のミスが多い
・肩こりが酷い
・球技が苦手
・頑張って練習しているのにゴルフのスコアが伸びない
・平らだと思っていたところで躓《つまづ》いてしまったことがある

これらの〝悩み〟は、本人も周りの人たちも「努力していないから」「集中力が足りないから」「もともと学力が高くないから」「体力が不足しているから」「運動のセンスがないから」などと片付けてしまいがちです。

いいえ。
もしかするとそれはあなたの目の「見え方」が原因なのかもしれません。

既に努力している、もしくは努力しようとしているのになかなか成果に繋がらないのだとしたら、それは**あなたが悪いのではなく「正しく見えていない」ことが原因である可能性が高い**のです。

「え、視力？　視力ならきちんと測ってメガネも作っているし、実生活でもきちんと見えているけれど……」

などと疑問に思う方もいらっしゃるかもしれません。

確かに遠くや近くのものが「見える」か「見えない」かだけを測る「視力」でしたら、既に私たちの日常にとても馴染みのあるものですし、年に1回以上は測っているという人も多いでしょう。

ですが、その「視力」が良いからといって、
「正しく見えている」とは限りません。

詳しくは後ほど説明しますが、**右と左の二つの目で見え方がずれていたり、どちらかの目で「見た」情報が脳まで上手く届けられていなかったり**するケースがとても多いのです。

私がこれまで2万人以上の視力を検査してきた経験の肌感覚から言えば、この部分に問題があるのは大体二人に一人。**日本人の半分が実は「正しく見えて」いない**ということになります。

「正しく見えて」いなければ、モノの形や立体感をきちんと捉えることができず、さらにそれを調整しようと脳が頑張ってしまって疲労などの原因となります。

私たちが普段の生活の中で気づくことはほとんどありませんが、脳には知らないうちに大きな負担がかかっているのです。

そして冒頭述べたような「集中力の欠如」や「疲れやすさ」「学力・仕事効率の伸び悩み」などの様々なトラブルに繋がっていきます。

このことは眼科のお医者さんやメガネの作り方を専門的に学んだ人であれば、誰でも知っています。医学用語では**「視機能」**といい、古くからある常識です。

ところがメガネ販売業界をとりまく事情の影響もあってか、残念ながら日本ではあまり知られていません。

私は眼科医でも専門家でも何でもなく、単なるメガネの職人に過ぎません。

ですがこの「正しく見えているかどうか」についてお客さんに分かりやすく伝えるため、独自にこれを

「脳内視力」

と名付けて啓蒙に努めています。

「脳内視力」はメガネで矯正することができます。

つまりメガネでずれを矯正すれば、集中力が高まり、疲れにくくなり、学力や業務効率も向上するだろうと期待できるのです。

新しいメガネをかけた人たちからは、

「もっと早く知りたかった。若いころに知りたかった」
「この集中力があったら、もっと偏差値の高い学校に行けていたはず」
「いままでは自分に能力がないのだと思っていたので辛かった」

などという声がたくさん寄せられています。

そうした感想をいただくたび、もっと多くの人に「脳内視力」について知ってもらいたい、「正しく見える」メガネで人生をもっと豊かに過ごしてほしい——そんな思いでいっぱいになります。

ですので、この本を書くことに決めました。

一人でも多くの方に「脳内視力」に関心を持ってもらい、「正しく見る力」を得て未来を変える一歩としていただけたら、これ以上嬉しいことはありません。

目次

第1章

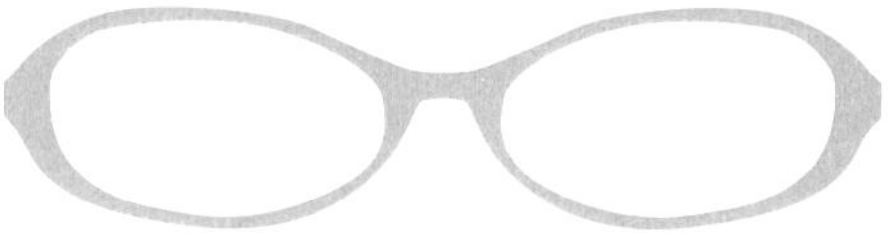

すべては
「脳内視力」が
原因だった

メガネで遠近感、立体感、距離感が変わった！

「落ち着いて勉強ができるようになった」
「植物や絵画が鮮やかに見えるようになった」
「モノがより立体的になって、目に飛び込んでくるようだ」

「脳内視力」矯正のメガネをかけたお客さんからはよくそんな声をいただきます。

さらには、

「いままでさほど魅力的に感じていなかった相手が、突然かっこよく見えるようになった」
「松本さんのおかげで結婚できた」

なんて言うお客さんまでいらっしゃいます。

メガネで遠近感や立体感、距離感が上手く掴めるようになったことで、モノの形や凹凸がきちんと捉えられるようになり、集中力も高まったためです。

「魔法のメガネ」「人生が変わるメガネ」などとも言われますが、何の仕掛けもない普通のメガネです。

確かに、一人ひとりの状態に合わせて作るので検査やカウンセリングに手間と時間はかかります。ですが、その技術自体は昔からあるものです。眼科の医師やメガネの専門家であれば誰でも知っています。

とあるお子さんは、**漢字を間違えずに書けるようになった**と非常に喜んでいました。漢字は難しくなればなるほど線が縦に何本、横に何本と複雑な形になりますから、正しく見えていないと上手く書けないのです。

さらに、あちらこちらに気が散ってしまう状況も改善され、**物事にきちんと集中できるようになって記憶力も向上した**といいます。

また鉄工所の社長をしているお客さんは、断面がＨの形になっている鋼材いわゆる「Ｈ鋼」を日々扱っているのですが、メガネをかけて初めてその断面がＨの形だということに気が付いたといいます。

H鋼の凹凸、その立体感が、メガネをかけて見るといままでとは違ってぐっと目に飛び込んできたそうです。そして興奮のあまり、社員に

「H鋼がなぜ〝H鋼〟っていうか知っているか？　断面がHの形になっているからだぞ！」

と自慢げに話してしまい、「社長は何当たり前のことを言っているのだ」とキョトンとされてしまったというのです。

その他にも、**疲れにくくなった、仕事が捗るようになった、勉強やスポーツの成績が伸びた、夜景が美しく見えるようになって感動した**――そうした喜びの声、そしてそのような方々の口コミや紹介で訪れるお客さんが後を絶ちません。

当初は私も、自分のメガネ店の経営を立て直すため何とか大手メガネ販売チェーンとの「差別化」を図って売上を伸ばそう……くらいの気持ちでこの「脳内視力」の計測を始めました。

ところが自分で想像していた以上に、「脳内視力」やそれを矯正するメガネの役割は大きかったのです。

ガラガラの店内で一人始めた「脳内視力」

私がメガネ業界に入ったのは19歳のときです。

高校を卒業してしばらくは色々なアルバイトを転々としていましたが、あるときたまたま見つけたのが大手メガネ販売店の求人。正社員の募集でした。

「メガネ屋に入ったら安くメガネが買えるのかな」

そんな軽い動機でぽっと入りました。

当時はメガネというと大体4～5万円、安くても2万円はするものだったのです。

結局メガネが安く買えるなんていうことはありませんでしたが、その会社の岡山と東京の店舗で合わせて2年間、みっちりとメガネの基礎技術を叩き込まれました。
ここが私のメガネ人生のスタートです。

そこから当時国内シェア6割を占めていた別の大手販売店に就職し、岡山の店舗に勤務していましたが、4年くらいたったところでその店が倒産。そのまま地元で独立開業することとなりました。26歳のときでした。

しばらくは順調でした。安売りのメガネ販売店がいまほどは多くなかった時代です。ライバルの個人店がメガネ一式を4～5万円で販売していたところへ、「騙されないでください。メガネは一式5、000円から出来ます！」というキャッチコピーで新聞折り込みチラシを作り、近所の数万世帯に配布したのです。

岡山の田舎ですからインパクトも大きかったのでしょう。次から次へとお客さんが押し寄せてきました。都市部の大手販売店と同じように「視力」のみの検査をして、短時間で売っていくわけです。

私一人で休みなく働いて、多いときは月２００万円くらいの売上をあげました。

ですがそれもそう長くは続きません。

３〜４年経つと、岡山にも低価格を売りにした大手販売店が続々と参入してきます。

売上は１年で半分に、その翌年はさらに半分にまで落ち込んでしまいました。

そんなときすっかりガラガラになってしまった店内でふと、かつて勤務していた店の研修で学んだ**「視機能」**、すなわち「脳内視力」のことを思い出しました。

モノの形や立体感がきちんと捉えられているか、「正しく見えているかどうか」を測る指標です。

「よし。今度は脳内視力を測って、丁寧なメガネ作りでライバル店に対抗しよう」

そう思い立ち、たまにやってくる数少ないお客さんを相手にとことん時間をかけたカウンセリングをやることにしたのです。

それまでは、次々と来店する大勢のお客さんに一人で対応しなくてはなりませんでした。視力検査やカウンセリングには時間がかけられません。せいぜい数分です。もちろん最低限必要とされる検査は行いますが、お客さんの悩みにじっくりと向き合ってはこられなかったのです。

そこを、一人30分から1時間、長ければ2時間近くかけて検査することにしました。

店にまずやってきたのはトラックの運転手でした。

大型の自動車免許を取るためには、通常の視力検査に加えて遠近感や立体感を測る「深視力検査」を受けなくてはなりません。ところが案外その段階で不合格となってしまう人が多いというのです。

遠近感も立体感も「脳内視力」をメガネで矯正すれば向上します。

さっそく検査とカウンセリングをしてその人に合わせたメガネを作ると、無事「深視力」の数値も上がりました。メガネをかけさえすれば試験に合格できるとあって、かなり喜んでもらえたのを覚えています。

アマチュアのレーサーもやってきました。同じようにとことん時間をかけた検査とカウンセリングで「脳内視力」矯正のメガネを作ります。

すると、**道の微妙な凹凸やわずかな傾斜が見てすぐ判別できるようになった**というのです。運転の技術も上がり、事故も無くなったと、彼もまた非常に喜んでくれました。

その辺りから噂が広まって、少しずつお客さんが来るようになりました。

学力不足も理由は「脳内視力」

実を言うと、「脳内視力」が及ぼす影響を最も身に沁みて感じているのは私自身です。

子どもの頃からずっと「自分はバカだ」と思っていました。

勉強がまったくできなかったからです。

文章が「読め」ませんでした。文字は読めます。音読もできます。ですが、文章を読み上げてもそれが意味のあるものとして頭に入ってきませんでした。文章の内容にまったく集中できなかったのです。

あまりに学力が低くて小学校の担任の先生に今でいう「特別支援学級」に行くよう勧められ、一時期は通ったくらいです。

しかし本当は学力の問題ではありませんでした。
正しく「見えて」いなかっただけなのです。

そのことに気づいたのは、「脳内視力」矯正のメガネを売っていこうかと思い立った30歳のころです。

試しに自分を実験台にして「脳内視力」を計測し、メガネを作ってみたのです。

衝撃でした。

まず、ずれ具合は酷いものでした。**右と左の目が無意識に全く違うところを見ていた**のです。それを一つひとつ測って、矯正するメガネを作りました。

するとまたショックを受けました。

気持ち悪いくらいに文字が浮き上がって、目に飛び込んでくるのです。**いままで何度読もうとしても全く頭に入ってこなかった文章が、苦労なくスラスラと理解できる**

ようになったのです。

「自分はバカじゃなかったんだ……」

心の奥底から安心して、とても嬉しかったのを覚えています。

それまでの30年間はずっと自信がありませんでした。

子どものころはどうやっても普通学級の子に追いつけず、何をしても無駄だと思っていました。勉強をすることも人と話すことも大嫌いでした。

自分が「バカ」なのがバレてしまうからです。人前でも上手くしゃべることができませんでした。

ですがそれらはすべて「正しく見えていない」から起こっていることだったのです。

「メガネを変えて人生が変わった」
「見える世界が変わった」

このような喜びを爆発させるお客さんが、私のもとにはたくさん訪れます。

中には、病院で「発達障害」と診断を受けた子どもを連れて来店する親御さんもいます。集中力が続かない、座ったまま落ち着いて授業を聞くことができない……そんな悩みを抱えてやってくるのです。

私は専門家ではないのでその因果関係を詳しく説明することはできませんが、そのようなお客さんから**「メガネを変えたら物事に集中できるようになった」「じっと座っていられるようになった」**と言われたことも一度や二度ではありません。

自信を持てずにいた人たちが
メガネ一つで変身していく姿を、
私は何度も目撃しているのです。

本当の見る力＝「脳内視力」とは？

「正しく見えている」とは、どういうことなのでしょうか。

私たちが普段「見えているか」「見えていないか」を測る物差しとして使っているのは「視力」です。右と左の眼球がそれぞれ、遠くにあるもの、近くにあるものに**上手く焦点を合わせることができるかどうか**……それによって、「近視」「遠視」もしくは「老眼」などと判断していきます。

目に映ったものはそのまま脳に届いているという前提で、それ以上の検査は特に行わないのが一般的です。

ところが、私たちが物を「見る」ときに必要な能力は、このような**「眼球視力」**だけではありません。

①目から入った視覚情報をきちんと安定的に脳に届ける能力
②右と左の二つの目で見たそれぞれ別の映像を脳内で一つに合体させる能力

これらの**「脳内視力」**が機能することでやっと「正しく見える」ようになります。

そんな当たり前のことを……と思うかもしれませんが、実を言うと**これが上手く機能していない人があまりにも多い**のです。

私の肌感覚でいえば、日本人の二人に一人がこれらの機能のどこかに問題を抱えています。

例えば、**本人は両目で見ているつもりなのに実は片方の目の情報しか脳には伝わっていない、伝わってはいるものの左右の目から片方ずつ交互に伝わっている、右目と左目が見ている場所が大きくずれている**——などです。

そしてこれは、通常の視力検査では調べることができません。

「脳内視力」を測るための特別な検査でしか分からないのです。

果たして「正しく見えていない」とはどういう状況なのか、もう少し詳しく説明していきましょう。

いま、皆さんの目の前にテレビのリモコンがあるとします。

本来人間は何も意識せずとも右目と左目で同じ場所を見ようとします。つまり右目の眼球にリモコン、左目の眼球にもリモコン、同じリモコンの映像が左右で二つ存在しているわけです。

これらの映像は視神経を通って脳に届きます。脳は二つの映像を合体させて「一つのリモコン」として認識するのです。

このとき、二つの映像にはわずかにブレやにじみがあります。目が左右に離れて別の場所にあるからです。このブレやにじみから脳が遠近感・立体感・距離感を受け取り、モノの凹凸などを知ることができる、という仕組みなのです。

ところが、**本人は左右の目でリモコンを見ているつもりなのに、片方の目の情報しか脳に届いていない**という場合があります。

もう一方の目に視力がないというわけではありません。モノを見る力、眼球視力はあります。ですが見て得た情報が脳に届いていない、あるいは左右の目で交互に情報を届けているというケースです。

さらに、左右の目が同じリモコンを見ていない場合もあります。**右目はテレビのリモコンを見ているにもかかわらず左目は隣にあるコップを見ている**、あるいはその上にある別のものを見ている、などです。

すると脳は左目にきちんとリモコンを見てもらおうと、余分なエネルギーを使うことになります。

あるいはコップを見ている左目からの情報をシャットダウンして、右目の情報だけを採用する場合もありますし、そのまま「リモコンとコップがダブって見える」ということも起こり得ます。

私は後者のタイプで、疲労がたまっていたり寝ぼけていたりすると脳の調節機能が弱まるのか、**「モノが二つダブって見える」**ということがよく起こるのです。

私のもとには、オーケストラに所属しているプロの演奏家もいらっしゃいます。

その方々の中には、

「楽譜の中の音符が踊って見える」

という人がいるのです。

紙の楽譜に印刷された音符ですから、もちろん踊るわけがありません。動くはずがないのです。その方は「おかしいな」と思いつつもまさか「音符が動く」などとは誰にも相談できず、ずっと悩んでいたといいます。

これは、左右の視線のずれが原因です。実際に「脳内視力」を測ってみると、視線が上下に大きくずれている方でした。

若いころには脳がいくらか調整してくれます。ですが、加齢とともにその力も衰え、余計にずれが広がってしまったのでしょう。近ごろは楽譜が見にくくて練習にも集中できないと訴えていました。

こうしたずれは「治す」ことはできなくとも、メガネで簡単に矯正することが可能です。

その方も**メガネをかけるようにしてからは格段に見やすくなった**と喜んでいらっしゃいました。いまでも現役の演奏家として活躍しています。

皆さんの中にも**モノを見るときに片目をつむると楽だ**、という方はいらっしゃいませんか？　**そういう方はこの左右のずれが生じている可能性が高いです。**無意識に片目をつむってしまっている方も時々見かけます。

ずれたものを見たり調整しようとしたりすると脳が疲れてしまうので、体の方で工夫しています。このように、本人は気づいていませんが脳のほうは人知れず日々調整に奮闘しているのです。

乱視・斜視とはどう違う？

よく「脳内視力は、乱視や斜視とはどう違うの？」と聞かれることがあります。

乱視は眼球自体で起こっている映像のブレやにじみです。主に角膜の歪み、でこぼこによって入ってきた光がバラバラに屈折してしまい、１点で像を結ぶことができなくなります。

ですので、「脳内視力」によるダブった見え方とは原因が異なります。

また斜視は、視線のずれが恒常化している状態です。

「脳内視力」に問題がある場合と同じように左右の視線がずれていて一致しません。しかも、「神経を緊張させれば何とか両目の視線を目標に合わせることができる」という段階を超えているため、残念ながらメガネでの矯正も困難な場合が多いのです。

以前、とあるテレビ番組が「視機能」について紹介していたのですが、そこでは**「隠れ斜視」**という用語が使われていました。

視線がずれて片目ずつしか使えない「隠れ斜視」の状態だと集中力が続かず、疲れやすくなる――という内容です。ここでの「隠れ斜視」というのも医学用語ではなくテレビ局の造語で、**「脳内視力」**と同じ概念を指し示しています。

そしてこのような「脳内視力」の状況は一般的な視力検査では判別できません。眼球視力の良し悪しにかかわらず、我々の知らないところで起こっているものなのです。

かつて「視力が1・5もあるのにモノが見にくい」と言っていらっしゃったお客さんがいました。測ると確かに視力は1・5あります。

ところがさらに「脳内視力」の検査を進めてみると、左目の情報はほとんど脳に届いていませんでした。さらに右目も、その伝達は途切れ途切れになっていたのです。

見えるはずなのに見えない――。

この方は心療内科にも通って治療を試みたそうですが、良くはならなかったそうです。

「視力があっても見えない」と言うと「精神的な要因によるものではないか」と思いがちです。

もちろんそれが正しい場合もあるでしょうが、この方のようにメガネを変えたら途端に見えるようになった、というケースもあるのです。

医学的にも根拠のある「脳内視力」

このような話をすると、

「高いメガネを売るためにだましているのではないか」

と疑いの目をかけられることがあります。

また、私は啓発のためにセミナーを開いたり、病院や公共施設に出向いて視力検査を行ったりすることも多いのですが、それを見た外部の人たちからは、

「怪しいセミナー商法だ」

などとも批判され、詐欺師扱いされることもあります。

確かに当店のメガネは高いです。

フレーム、レンズの代金まですべて合わせて、少なくとも7万円から10万円程度はかかります。巷の格安メガネとは比べものになりません。

でもそれは**丁寧な計測とカウンセリングで通常の数倍の時間をかけて作る、オー**

ダーメイドの国産メガネだからです。残念ながら私はさほど儲かっていません。
正直なところ、詐欺を働いて30年間食べていけるほど賢くもありません。メガネ一筋の単なる職人です。

そしてこの「脳内視力」――医学用語で言う「視機能」は昔から知られている知識、いわば「常識」です。

「脳内視力」という言葉は私の造語ですが、「視機能」であれば眼科医はもちろん知っていますし、メガネ作りの技術を学ぶ専門学校で教わった人も多いはずです。私自身も、勤めていたころに受けた会社の研修やその後に通った専門学校で学びました。

誰でもやる気になって知識と技術さえあれば、同じようにメガネが作れるのです。

実際、さほど数は多くないですが、私よりもだいぶ前から同じような検査をしてメガネを作っている先輩方もいらっしゃいます。

実を言うと以前、お客さんから実家のメガネ屋の立て直しを手伝ってくれないかと頼まれたことがあります。その方のご両親がオーナーで他に店長を雇ってメガネ屋を経営していたのですが、上手くいかずに赤字が続き借金膨らんでいるというのです。

お世話になっている方ですので二つ返事で快諾し、オーナーやいまの店長に挨拶をしに神戸に出向きました。

ところが、です。店に着くと店長からは開口一番、

「あなたがやっていることは特に珍しいことでもないよね。視機能なら僕でも知っているよ」

と言われてしまいました。

その店長はメガネの専門学校にも通い、きちんと専門の知識や技術を身につけた方でした。私が岡山からやってくるというので、事前に私の著書を読んでいてくださったのです。

「こんなことくらい、メガネの専門学校でまじめに勉強して卒業している人なら当たり前だよ」

と彼は続けます。

業界人なら誰でも知っていることを言って売上が上がるのは私の口が上手いからではないか、当たり前のことを自分の大発見のように喧伝して人をだましているのではないか——そのように怪しく思ったようです。

結局、店の立て直しを手伝う話はなくなってしまいました。

ですが逆を言えば、「視機能」つまり「脳内視力」というのは、メガネに関わる人たちの間でそのくらい「当たり前の常識」「昔から知られている話」だということです。

実際は「口の上手さ」などではなく、丁寧な説明とカウンセリング、それぞれの生活スタイルや希望に合ったオーダーメイドによるメガネ作りが、お客さんの納得や満足の度合いを高めるための重要な要素となっています。

「脳内視力」の矯正に身体を慣らすためにはある程度の時間が必要です。

また、「脳内視力」の矯正は一般にあまり浸透していないため、説明もなく数値に合わせて機械的に矯正するだけでは「疲れるメガネ」「違和感のあるメガネ」となってしまいます。

一人ひとりの生活スタイルや希望を丁寧に聞き取り、見え方を試しながら納得してもらったうえで作らなければ、クレームにつながりやすいのです。

このため、知識や技術があっても上手くいかないというメガネ屋さんも多く存在します。

ただし繰り返しになりますが、私が独自に開発したものではありません。古くからある知識と技術ですし、私が作っているのも「単なるメガネ」に過ぎないのです。

集中力不足、仕事のミスも「脳内視力」を疑え

「日本人の二人に一人が『脳内視力』に問題がある……そうはいってもいままで特に生活に支障はなかったし、『脳内視力』の矯正なんて本当に必要なのだろうか」と疑問に思う方も多いでしょう。

ところが、**これまで悩みの種であった様々な問題の要因がここに隠されている場合が多い**のです。

先ほど、左右の目で視線にずれがあると、右目でテレビのリモコン左目でコップを見るような状況になるとお話ししました。

さてこの場合に本を読むとどうなるでしょうか。

右目は1行目を見ているのに、左目は3～4行目を見ている。あるいは5行目……もっとひどければ10行目、20行目を見ている、という状態になります。このずれの度合いは人それぞれです。またその方向も、左右にずれている場合もあれば上下にずれている場合もあります。

まさか左右の目がそれぞれ違うところを見ているなどとは、本人も気づきません。ですが脳はそれを察知し、一生懸命調整しようとします。あるいはずれがあまりにも大きい場合、片方の画像が脳に届かないようシャットダウンしたりもするのです。

こうして**知らないうちに脳を酷使し続ける**ことになります。その結果、頭痛や肩こり、疲労感を引き起こします。

「仕事が終わったらもうくたくた」

「他の人よりも長く寝ないと体がもたない」

「集中力が続かない」

このように訴える人の「脳内視力」を測ると、何かしらの問題が明らかになる場合が多いのです。

また、「脳内視力」に問題がある人は一つの場所を集中して見ることが苦手なため、同じところを何度も読み直したり、読み飛ばしてしまったりということも起こります。そのためにやたらと時間がかかったり、仕事でミスをしてしまったりもするのです。

「文章を読むのがとても遅い」

「気が散って読めない」

「何度チェックしても見落としてしまう」

そんな悩みを持つ人であれば「脳内視力」に問題がある可能性があります。

私たちが思う以上に、目線のずれは身体に様々な影響を及ぼしているのです。

そして、**「脳内視力」は「遠近感・立体感・距離感」にも影響します。**

脳は左右の目から入ってくる二つの映像を合わせることで「遠近・立体・距離」を感じ取るという説明をしました。ところが「脳内視力」に問題があると、左右の目で捉えた二つの映像が脳まできちんと届かず、届いてもずれが大きすぎて一つの映像として見ることができないのです。

「球技が苦手で、人より多く練習しても上手くならない」

「運転が下手で頻繁に車をぶつけてしまう」

こんな人も「脳内視力」に問題を抱えている可能性があります。

さらにこれが幼い子どもの場合、学力やスポーツにも影響します。

例えば次のようなケースです。

「教科書が読めない」

「集中してノートを取ることができない」

「机の前でじっと座っていられない」

「飛んできたボールを上手く取ることができない」

周りの大人からすると「学力が低い」「やる気・努力が足りない」「体力がない」「運動神経が鈍い」と判断してしまいがちです。ところがそうではない場合があるのです。

最近は「発達障害」と診断される子どもも増えてきました。こうした子どもたちも、「脳内視力」を測ってみると何かしらの問題が見つかる場合が少なくありません。

そして実際、私もかつてはそういう子どもの一人だったのです。

字は読めても理解ができない？〜私の幼少期

「松本君はきょうからこちらのクラスね」

小学3年生のとき、私は突然担任の先生に呼び出されてそう告げられました。

「特殊学級」――いまでいうところの特別支援学級に行くことになったのです。

もちろん親には事前に伝えられていましたが、学校の先生の「松本君は普通学級ではないところで勉強した方がいい」というアドバイスを拒絶する理由は特にありませんでした。

当時の私は勉強も運動も、同じ年代の子どもと比べると極端にできなかったからです。

こうして小学3年と4年の2年間、「国語」と「算数」の2科目のみでしたが、「特殊学級」で学ぶことになりました。

幼い頃から文字は問題なく読めました。「本を読め」と言われれば一応は読めるのです。

「むかしむかし、あるところにおじいさんとおばあさんが……」

ところが読んだ文字を理解することはできませんでした。**そこに何が書かれているのか、どんな意味を持っているのかが全く理解できない**のです。

現在ではなく「むかし」という時期、ここではなく「あるところ」に、「おじいさん」つまり年寄りの男性と、「おばあさん」つまり年寄りの女性がいた——そのような内容が、頭の中に入ってきません。

よくありふれた昔話の書き出しも、文章で読もうとすると「む」「か」「し」「む」「か」「し」、「あ」「る」「と」「こ」「ろ」「に」……という、文字の羅列にしか感じられませんでした。

集中力も全く長続きしない子どもでした。

まず、文章は読んでいても意味が入ってこない状態ですので苦痛でしかありません。少し読んだだけで疲れてしまって、もぞもぞと動き出してしまうのです。

「松本君、しっかり集中して読みなさい！」

普通学級の教室では、毎回先生から注意されていました。

周りの同級生の様子を見てみると、みんな自分とは違ってきちんと集中して読んで

います。私はただ、

「あんなに集中して読めるなんてすごいな」

と思うばかりでした。

その他の時間も、机ではいつも落書きをしたり、消しゴムをちぎったり。とにかく落ち着きがなく、しきりに身体のどこかが動いているような子どもでした。

中学校を卒業するまでノートをとったことは一度もありません。教科書を開くこともほとんどありませんでした。学校は勉強をするよりも遊びに行くところ、と思っていました。友達は多かったですし性格も明るかったため、学校自体はとても楽しかったのです。

「視力」には全く問題がありませんでした。もちろん「脳内視力」ではなく、眼球の視力のほうです。

当時はまだ家庭用のゲーム機などありませんでしたし、近所にはゲーム屋のような店もありませんでした。もとより読書は嫌いですから、本は全く読みません。目に負担がかかるような環境にはないわけです。

「自分は他の人とは違うのか」というショック

　こうして「国語」と「算数」の時間だけ通うことになった「特殊学級」でしたが、教室自体はとにかくとても楽しかったのを覚えています。

　そのクラスでは体に麻痺があったり、知能障害があったりという子どもたちと一緒に勉強しました。初めはみんなで一緒に遊んで、そのうち「ひらがな」などを少しずつ学んでいきます。

　私の場合、知的機能自体は特に問題がありませんでしたから、何をしても楽にこなすことができました。三段階の評価は普通学級であれば一番下のCばかりなのに、特殊学級にやってくると常に最高のA。やっている内容は簡単でも、できるとたくさん褒めてもらえます。

　先生もとても優しくて面白い人でした。

　子どもを叱るといってもそんなに厳しくは叱りません。

　気分が良くなると授業中でも歌を歌ったり鼻歌まじりに進めたりするような楽しい

先生、そして楽しい教室でした。


ところが小学４年の頃に「事件」が起きました。

普通学級で同級生の女の子と口げんかをしたのです。

口げんか、と言っても悪いのはこちら側です。バカな子どもでしたから、いつも下らないことを言っては同級生をからかっていました。

その女の子の名前は「整形」と言葉の雰囲気が少し似ていたのです。ですので私は特に何も考えずに、

「おい、整形！　お前、整形手術したんだろ‼」

と軽口をたたいてからかいました。いま考えると本当にしょうもないことです。

すると当然女の子は、

「私は整形手術なんかしていないのに、失礼ね。バカじゃないの！」

と腹を立てました。そして、

「やっぱり特殊学級に行ってる子はだめね」

と言ったのです。

私は自分で自分のことを「バカだ」と思っていましたし、特殊学級に通っているのも事実でしたから、特に何とも思いませんでした。

何より、私が先に変な言葉で彼女をからかったのです。

ところがその後、その女の子は親とともに学校の先生に呼び出され、ものすごく怒られてしまいました。

「特殊学級に通う子を差別した」というのがその理由です。

女の子は親とともに謝りに来ました。「ごめんね」と。

ですが、私はそれが逆にショックでした。

自分は普通の子とは違うのか、「バカ」と言ってはいけない相手なのか、気を遣ってあげないといけない「可哀想な子」なのか――そんな思いばかりが頭の中をぐるぐる回って、とにかく心が傷ついたのです。

それ以来、普通学級のクラスではみんなが一斉に私に気を遣いはじめました。腫れ物にでも触るような雰囲気です。

そうか、自分は普通の子ではないのだな、と自覚してとても辛かったのを覚えています。

一方、小学5年からは、再び全教科を普通学級で勉強することになりました。学力は変わりません。相変わらず授業にはついて行けず、成績も圧倒的にビリです。「クラスの中の、勉強ができない子」という位置づけではありましたが、それでも誰からも特別扱いされることなくのびのびと過ごすことができました。

小学6年のときの担任の先生は、私があまりに勉強も宿題もせず運動もできなかったのでたいそう心配したのでしょう。「やる気がないぞ」と発破をかけられ、かなり厳しく指導を受けました。

何度繰り返し言っても暖簾に腕押しで、最後は先生の方が諦めてしまいました。それでも私の状況は何も変わりませんでした。

こうして小学校、そしてその後の中学校と、私は勉強とは無縁の生活を送っていったのです。

結局、最後は高校まで進学しましたが、英語は「This is a pen」からやり直し。そこでやっと小文字を覚えた、という具合でした。

すべては「脳内視力」が原因だった

「自分は他の人よりも劣っている」

「勉強も運動も苦手だ」

このような認識は、自分にとって疑いようもないものでした。

大人になってからも、なるべく人前で話すことを避けていました。自分の頭の悪さを人に知られるのが嫌だったからです。


ところが先ほどもお伝えした通り、30歳のときにそれがすべて変わりました。

「脳内視力」を矯正するメガネを作るために、まずは実験台として自分の「脳内視力」を計測してみることにしたのです。

結果は衝撃的なものでした。**左右の視線が横に20行分もずれていた**のです。

これでは文章は読めません。

「右目が1行目を見ようとしているのに、左目の視線は20行先を向いている」のです。

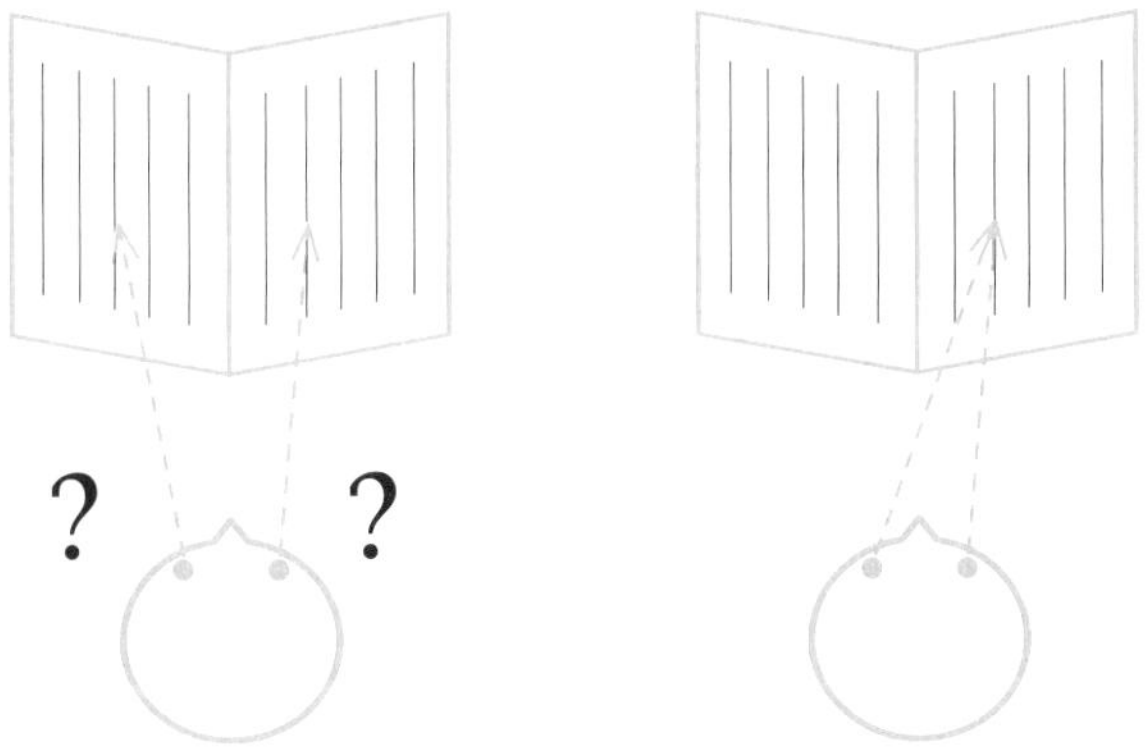

右目と左目が違う行を読んでいる状態

右目と左目が同じ行を読んでいる状態

普通は、本を読むときには右目と左目は同じ行を読みます。

そうすることで一つ一つの意味が頭の中で整理整頓され、読解がしやすくなります。

これがもし、「右目が1行目を見ているときに左目が3行先や5行先を見ている」としたら、途中でどの行を読んでいるのかわからなくなったり、読みとばしや読み直しが多かったり、意味の違う言葉が2つ同時に頭に入ってくるので混乱したり、「ここを読もう」と思っているのに他の行が気になってしまう、という状態になるのです。

気が散ってしまって内容が頭に入らないのも当然です。脳はかなり疲れるでしょう。集中力だって続くわけありません。遠近感や立体感、距離感も、上手く掴むことができないはずです。視線が散れば集中力は下がり、視線が揃うと集中力は上がるのです。

そのとき初めて、なぜ幼い頃の自分があれだけ「できない子」だったのかを理解しました。

自分がバカだったわけではない、やる気がなかったわけではない、怠けていたわけではない。

自分は「脳内視力」に問題があったために「頑張りたくても頑張れなかった」のだ――。

その驚きと安堵感で、胸はいっぱいになりました。

振り返ってみると思い当たることはありました。幼い頃からときどき、「モノが二つに見える」ということがあったのです。

普段は特に問題ないのですが寝不足や疲労がたまって集中力がないとき、もしくは何だかぼーっとしているときに、目の前のモノが一つに見えたり二つにみえたりというこことがよく起こりました。

要するに、「脳内視力」に問題があったのです。

左右の目から入ってきたずれの大きな映像が、そのまま二つとも映し出されていたのでした。

実は病院でその症状を訴えたこともあります。

小学３年で特殊学級に入ることになり、詳しく調べようと大学病院で精密検査を受けたときです。

検査の結果は「異常なし」でしたが、そのとき担当の医師に聞いてみました。

「先生、実はモノが二つに見えることがあるのです」

すると診察した医師は、

「常に二つに見えるの？　そうでなければ普通だ。疲れたときや疲労がたまったときなら、誰でも一時的にそうなるよ」

と答えました。すると今度は母親が、

「でも先生、この子は本が読みづらいみたいなんです。勉強もあまりできないですし」と付け加えました。

じゃあ読んでみなさい、と渡された本を私が「む」「か」「し」「む」「か」「し」、「あ」「る」「と」「こ」「ろ」「に」……という具合で読み上げると、

「読めているじゃない。勉強ができないのは病気じゃないよ」

と言われてしまいました。

そのときは「そうなのか」と思ってそのまま帰りました。

私からしてみれば生まれてからずっとこの見え方ですから、他の人がどんな風に世の中を見ているかなんて知ることはできません。

自分の見ている世界が「当たり前」になっているため、それが正常なのかおかしいのか、疑問に思うこともできなかったのです。

ですが、**「脳内視力」を矯正するメガネをかけると、見える世界が一変しました。**

私のもとを訪れるお客さんの多くは新しいメガネをかけると、

「見え方が全然違う。ブラウン管のテレビから４Ｋテレビに変わったみたい！」

とおっしゃいますが、まさにそのような感じです。**モノが浮きあがって立体的に見える**のです。ぐっと目に飛び込んできます。また、遠くにいる人と手前にいる人、遠くにあるビルと目の前にあるビル……それらの遠近感、そこまでの距離が一気に感じられるようになったのです。

そして何よりも、**文章を読むのが全く苦になりません**。新聞も、1行ずつ集中して読み進めることができます。

「なんだ、やっぱり目が原因だったんじゃないか」

そこでやっと合点がいきました。

次々と変わっていく「発達障害」の子どもたち

実はかつての私と同じような状態の子どもたちが、次々と私のもとを訪れています。**「発達障害」**の診断を受けた子たちです。

黒板の板書が上手く写せない、人の話を落ち着いて聞くことができない、机の前にじっと座っていられない、本を読んでも集中できない、読み飛ばしが多い――そんな子どもたちの**「脳内視力」**を測ってみると、何かしらの問題を抱えている場合がほとんどです。

私は本業とは別にＮＰＯ法人の活動として、子どもたちの「眼球視力」や「脳内視力」を測るボランティアもしています。

そこでは「発達障害」の診断を受けた子どもの他にも、家に引きこもりがちな子ども、学校にも仕事にも行っていないいわゆる「ニート」の子どもなど、日常生活に様々な悩みを抱える子どもたちと会う機会も数多くあります。

そして彼ら彼女らの「脳内視力」を測るとやはり、視線にずれがあったり、目と脳の関わりが上手くいっていなかったりというケースが大半なのです。

そういう子どもがメガネで「脳内視力」を矯正するとどうなるでしょうか。

黒板の板書を上手に写せるようになった！

人の話を落ち着いて聞けるようになった！

うろうろと動きがちだったのが机の前に座ってノートを取れるまでになった！
集中して本を読めるようになった！
読み飛ばしや読み直しなくスイスイと文章を読めるようになった！

——そんな事例はあげればきりがありません。

あるお子さんは**人の目を見て話すことが苦ではなくなり、話もきちんと聞けるようになりました。**それまでは何かを見ようとしても視線の先があちこちに動いてしまっていました。「人の目を見てしゃべることが苦手だった」と言います。

家に引きこもりがちだった子どもが社会復帰できた、という例もあります。これは引きこもりがちになってからまだ日が浅いお子さんです。

一方、引きこもりの期間が長くてまだ社会復帰まではできていないという場合でも、**イライラが治まって穏やかな表情になった、性格が明るくなった、近所のスーパーに買い物に出かけられるようになった**などと、ご本人やそのご家族が非常に喜んでくださったこともあります。

もちろん個人差はあります。

それぞれ原因も異なるでしょうから、メガネだけですべてが改善するとは言い切れません。ですが、

「メガネを変えたら生活が変わった！」

と歓喜する子どもやその親が本当に多いのです。

大人になってからでも変わります。

子どもの頃から注意力散漫の傾向にあったのが、それでも何とか大人になって社会人になった人などです。

「脳内視力」に問題があると視線がずれますから、文章や数字の抜けや読み間違い、誤字の見落としなどが頻繁に起こります。

本人は真面目に繰り返し何度も確認してはいるものの、他の人がやらないような簡単なミスを繰り返してしまう、ということが多々あるのです。

周りの人からは「単なる確認不足」「きちんと仕事をしようという姿勢が足りない」などと思われてしまいがちです。上司からも厳しく指導されます。ですが本人は精一杯やっているつもりなので、余計に傷ついてしまいます。

そんな人が「脳内視力」を矯正すると**仕事のミスは格段に少なくなります**。あるいは、自分の見え方にそのような「クセ」があるのだと知るだけでも状況は変わっていくのです。

医療関係者も愛用する「脳内視力」矯正メガネ

繰り返しになりますが**「脳内視力」**とは、元々の**「視機能」**という医学用語をよりイメージしやすく伝わりやすくなるように私が勝手に呼んでいるだけの造語です。

「視機能」自体は、古くからある知識として専門の医師の間でも良く知られています。ですから当然、医師は「視機能」の重要性を知っているのです。

実を言うと、私のメガネ店には医師や看護師など、医療関係者がとても多くいらっしゃるのです。

そういう方々は「視機能」つまりここで言う「脳内視力」が、どれだけ自身のパフォーマンスに影響するかもよく理解しています。

ですから格安店ではメガネを作りません。**医師や看護師たち本人だけでなく、そのご家族もみんな連れて「脳内視力」に合わせたメガネを作っていきます。視力だけのメガネでは駄目だと、ちゃんと分かっているのです。**

医師たちも様々な変化を実感しています。

外科医の先生からは、

「前よりも集中が長く続くようになった」

形成外科の先生からは、

「手元の作業が楽にできるようになった。手術の縫い目も細かくキレイに仕上がるようになって、傷口が目立たないと患者に喜ばれた」

などと言われます。

そしていまはカルテが電子化されている病院がほとんどです。パソコンに向かって文字を入力していかなければなりません。

とある内科の先生は、

「パソコン画面に向かうとたちまち疲れてしまってこの作業が辛かったのに、眼鏡をかけてから楽に入力できるようになった、仕事が捗るようになった」

と喜んでいました。

看護師も同様です。

注射や点滴の針を刺すときは、血管の位置を正しく見極められないといけないといいます。このとき「脳内視力」に問題があると立体感が掴めず、血管の膨らみが分かりづらいのです。

とある看護師のお客さんはそれまで、いったん針を入れてから手先の感覚で血管を探っていたといいます。

「私、患者さんから嫌われてたの。注射針をぐりぐりするから、痛いって」

ところが「脳内視力」を矯正すると、手で触らずとも血管の丸みやその浮きあがりが感じられるようになり、すぽっと一発で注射できるようになったのです。

「注射や点滴のときはこのメガネが無いと絶対駄目。いままで私、よくこんなのでやってきたな……」

彼女は注射をするのが苦ではなくなり、患者からも喜ばれるようになったといいます。

このように、**医療の専門家の中にも「脳内視力」の大切さを実感している人は多いのです。**

第2章

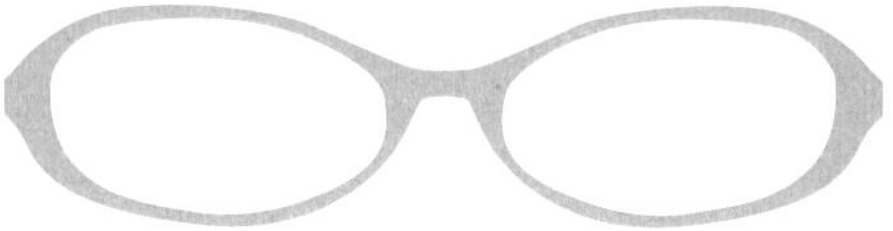

いま売られている
メガネに
何が起こって
いるのか?

「視力」検査はわずか数分で終わる

既にお伝えした通り、私のメガネ人生は大手メガネ販売店からスタートしました。

それまでアルバイトの仕事ばかりを転々としていたのですが、19歳の頃、当時業界2位の売上を誇っていた全国チェーン店で働くことになったのです。

私は高校を卒業しただけで特別な技術もありません。学校の成績も散々なものでしたから、自分でも本当にやれるのか心配でたまりませんでした。

採用面接の場で店長に
「僕みたいなバカでも大丈夫でしょうか」

と聞いたくらいです。

「お前、面白いやつだな」

店長は逆にそれを気に入ってくれて、その場で翌日からの勤務が決まりました。

元々その会社に入社しようと思ったのも、メガネ店で働いたら安くメガネが買えるのかな……くらいの軽い気持ちからでした。

実際は、従業員もお客さんも購入金額は大して変わらず当ては外れてしまったのですが、入社後は岡山の店舗で働きながら専門学校の通信教育を受けることになりました。

同時に店長にも教わって、一から技術を身につけていったのです。

さらに月に1回は神奈川県小田原市の本社で泊まり込みの研修を受け、技を磨いていきました。

レンズを綺麗に削ってフレームにおさめる技術、メガネを顔にぴったり合わせるフィッティングの技術、そして修理の技術――それらをすべて一人でできるように指導してもらいました。

メガネの基礎はすべてこの時期に教わったと言っても過言ではありません。当時はとにかく必死で、手から血を流しながらレンズを削っていたのを覚えています。

こうして全くのゼロの段階から、1年で一人前の職人に育ててもらったのです。

このとき習得した技術がいまも生きています。

一方、店舗での勤務は多忙を極めました。

入社から1年で一通りのことが一人でできるようになると、私は東京都内の店舗に転勤となりました。

そこでは朝9時に出社して、夜1時に帰宅するという生活です。一度勤務に入ったら、夜の10時ごろまではまともに休憩も取れません。

当時はまだバブル経済がはじけて間もないころで、しばらく景気の良い状態が続いていました。特別な売り込みをせずとも、お客さんの方から長い列を作って順番を待ってくれていたのです。

午前10時のオープンとともにお客さんが押し寄せ、希望のフレームを手にして次から次へとカウンターへやってきます。

「はい、ここに住所を書いてください」

「レンズはどうなさいますか」

このぐらいの簡単な対応でどんどん進めていくのです。とにかく、凄まじい売れ行きでした。

そして、メガネは売るだけではなく加工もしなければいけません。

営業時間中からちょっとしたすきま時間で加工していくのですが、それでは到底間に合わないのです。夜7時に店を閉めた後も引き続き加工して……と、トイレすらゆっくりと行けない状況でした。

こんな様子ですから、視力検査も大混雑。

朝の開店で一度検査の担当に入ったら、そこから閉店の7時まではほぼ休む間もなく検査の連続でした。

当然、一人ひとりのお客さんに向き合って丁寧に検査することなどできません。そこで行われていたのは、丁寧さとは正反対の「スピード〝検査〟」です。

例えばこのような具合です。

お客様がいらっしゃったら、まず

「度数はどうしますか？」

と聞きます。

「いまのメガネであまり困っていないけど」

と言われれば、そのメガネと同じ度数で作ります。

「いまのメガネは少し見にくくなっているんだけど」

と言われれば、そのメガネよりも一つか二つ段階を上げます。そして、

「どうですか」

と確認するのです。そこでお客さんが、

「うん、このくらいでいい」

と言えばそこで終わり。かかる時間は数分です。

お客さんは次から次へとやって来るので、一人当たり3分から5分のうちに終わらせないと回りません。それでもとにかく忙しくて、休みは月に1回もとれませんでした。

しかも、あまりに忙しいため仕事が嫌になった同僚たちはどんどん辞めていきます。次第に人手の足りない店舗に派遣されるようになり、「松本君、明日は渋谷店ね」「松本君、明日は新宿」「明日は五反田」などと、勤務する店舗はほぼ日替わりという状況が続きました。

これが、私自身が大手のメガネ販売店に勤務していたときの体験です。

アルバイト店員が作る格安メガネ

「昔のメガネ屋だから、あまり細かく検査しなかったのかな」と思ったとしたら、それは間違いです。

いまも状況は大きく変わりません。それどころか、最近は視力の検査にアルバイト店員が携わるケースが増えてきています。それがメガネを安く販売する秘訣でもあるからです。

昔のメガネは高級品でした。

何十年も前の昭和の時代は、メガネを買おうとすれば検査からレンズ、そしてフレームまで入れて一式7～8万円はかかっていたのです。

数十年前の7～8万円というと、いまの価値に換算して20万円から30万円の大金です。そんな手軽に買えるものではありません。

ところがいまは1万円、5千円……下手すると3千円で売っているものもあります。医療機器というよりも「雑貨」のような存在になったのです。時代はだいぶ変わりました。

実を言うと**現在日本では、視力検査をしたりメガネを売ったりするために取得を義務付けられている資格がありません。**

アメリカやヨーロッパをはじめとする世界各国であれば、目の健康を守り「見る力」を養うために様々なサポートを行う**「オプトメトリスト」**という専門家が存在します。視力の検査は、国家試験に合格して「オプトメトリスト」となった人が行うのです。それだけ、目の健康や矯正器具であるメガネの役割を重要視しています。

一方、日本ですと「視能訓練士」という国家資格はあるものの、視力の測定やメガネの販売に必須というわけではありません。

業界の「認定資格」も、民間の団体が独自にその技術レベルを保証しようというものに過ぎないのです。

極端なことを言えば、この本を読んでいる皆さんがいますぐ誰かの視力を検査してメガネを売っても、法的には何ら問題がありません。

それどころか、視力検査をせずにメガネを売ることだってできるのです。皆さんも、

１００円均一ストアなどの雑貨店で度付きの老眼鏡が売られているのを見たことがあるのではないでしょうか。

視力検査は誰でもできる、メガネも誰でも売ることができる。それが現状です。

実際いわゆる「格安メガネ」の大手販売店では、検査や販売のスタッフにアルバイトやパートなどの非正規従業員を採用しています。

人件費を抑えるためです。

格安メガネが「格安」な理由

ではそういう店では度数の合わない、品質の悪いメガネができるかというと、決してそういうわけではありません。

いまは「オートレフラクトメータ」と呼ばれる機械を使って、誰でも全自動で簡単に、正確な視力を測ることができます。あごを台の上に乗せ、おでこを上の器具にぴったりと付けて顔を固定したまま目の前のレンズを覗きこんで検査する、あの機械です。

　レンズの向こう側には気球の画像が見えていて、その気球がぼやけたり、くっきりと映し出されたりと変化していきます。

　こうして近視・乱視の有無やそれらがどのくらいあるのかなどを即座に計測し、数値としてプリントアウトされて出てきます。非常に性能の良い機械です。

　近ごろはどんなメガネ販売店、コンタクトレンズ販売店でもこの「オートレフラクトメータ」を置いています。

　すると、たとえ素人が検査をしてもおかしい結果にはなりません。

　レンズの側が人間の目に合わせて自動で焦点を調整してくれるので、検査をする側はボタンをピッと押すだけ。機械が勝手に計測を始めます。終わったらもう片方の目のところにレンズを移動させて、またボタンを押せばいいのです。

　とにかくボタンさえ押せばあとは機械がやってくれます。かかる時間もせいぜい30秒～１分程度。機械の扱い方も、１時間もあれば誰でも簡単に習得することができます。

　大手の販売店はそれでも、２日程度の研修を実施しているのではないでしょうか。

「オートレフラクトメータ」での計測が終わったら次は、その数値に合わせたメガネをお客さんにかけてもらいます。

「どうですか」

と聞いて、お客さんが

「ちょうどいいです」

と答えたらそれで視力検査は終了です。とても便利な時代になったものです。

後はフレーム選びですが、格安メガネ店では個々の顔の輪郭に合わせてフレームを微調整するような**「フィッティング」**は行いません。

「お客様のお顔に合ったフレームを自由にお選びください」という具合に、あくまで〝セルフサービス〟なのです。ですからスタッフにも特別な技術は求められません。

実は**角膜とレンズの距離、その傾斜、鼻パットの位置などは、メガネのかけ心地に大きく関わっています。**

「フィッティング」をきちんと行うだけでも、見え方が変わった、目の疲れが軽減したという人はたくさんいるのです。

ところがいまはもう「フィッティング」ができる人はさほど多くありません。大手の格安メガネ店で「フィッティング」を行わないからです。

そしてこれらのフレームは、低コストを実現するため海外で大量生産されています。

流行りを取り入れたお洒落なデザインのフレームが次々と店頭に並び、手ごろな価格で買えるようになりました。

それ自体は良いことでもあるのですが、**細やかな「フィッティング」に耐えられる品質に達していないものも中にはあります。**

安さと引き換えに犠牲になったもの

「こういうメガネだ」と割り切ってしまえば、それはそれでいいのかもしれません。

かつてメガネは、一式数万円はする医療機器でした。

今では低価格で販売しているような大手のメガネチェーンであっても、視力検査を行い、フィッティングもして、それなりのレンズとフレームで3万円とか5万円とかのメガネを作っていたのです。

それがいまはアパレルメーカーが次々と参入し、5,000円、1万円のメガネを販売しています。

決して「全く同じメガネが安く買えるようになった」ということではありません。安く買えるのにはそれなりの理由があります。

もちろん視力さえ合わせれば問題なく見えますが、こうしたメガネはどちらかというとファッションアイテムや雑貨という位置づけです。

とにかくお洒落で安いものが欲しい。顔にぴったりとフィットしていなくても、壊れやすくても、安いしどうせ1～2年で買い替えるから構わない――そのような消費者であれば、その要望には十分応えられるものです。

店の側もそれを見越して、次々と新しいフレームを出してきます。

ただし、身体は正直です。敏感な差を感じ取ります。

メガネは本来、視力を合わせて終わりというものではありません。メガネがその人になじむか、長時間でも楽にかけていられるかなど、**苦痛なく使えるようにするため**

には「フィッティング」の他にも様々な調整が必要です。

例えば左右のバランス。利き手が存在するように、見るときにも「利き目」というものがあります。それぞれの「利き目」を考慮しながら、左右の見え方のバランスも調整していかなければなりません。

右目がより鮮明に見えた方がいい人もいれば、左目が見えた方がいい人もいます。もちろん、同じぐらいのバランスで見えた方が良いという人もいますが、逆にそれだと調子が狂うという人もいるのです。

数値がすべてではなく、その人の「好み」もかけ心地に大きく影響します。それによって、メガネのフィット感や疲れ具合は大きく変わってしまうのです。

そのような**丁寧な聴き取りやカウンセリングを行えば、眼球視力を合わせたメガネを作るだけでも30〜40分はかかります。**

そして「脳内視力」に問題のある人であれば、この品質の差による違いはさらに顕著なものとなります。

なぜ格安メガネ店は「脳内視力」を検査しないのか

「脳内視力」は元々「視機能」として古くから知られている、いわば「メガネ業界の常識」だとお伝えしました。

そして、「脳内視力」は私たちの身体に起こる様々な不調の原因となっている場合が多々あります。それらはメガネで「脳内視力」を矯正することによって改善できるかもしれないのです。

ではなぜ、ほかのメガネ店では「脳内視力」を測らないのでしょうか。

それは一言で言うと、**「商売が成り立たないから」**です。

いまメガネ業界で最も儲かっているのは、短時間の簡易検査で必要最低限の機能を備えたメガネ、つまり眼球の視力のみ合わせたメガネを作って数千円から1万円程度の低価格で提供するビジネスモデルです。

視力検査はほとんど機械が行いますから、スタッフには高度な技術力が必要とされません。アルバイトでも対応が可能で、教育にもさほどお金がかからないのです。さらに、フレームは中国や東南アジアで作られた低価格のものを輸入し、レンズも既製品を使用します。

そのような形で徹底的にコストを抑えたメガネを、より多くの人に、より高い頻度で買ってもらうことで大きな収益を上げているのです。

一方「脳内視力」を矯正するメガネは、安く大量に作って販売するということができません。それぞれの見え方に合わせて作るオーダーメイドのメガネだからです。

まず、売る側にはある程度の知識や技術が求められます。アルバイトのスタッフでも誰でも明日からすぐにできる、というものではありません。

また検査とともに、丁寧な説明とカウンセリングも行います。

「脳内視力」といった、眼球の視力の他にも見え方を大きく左右する能力があるという概念自体、まだ広くは浸透していないものだからです。お客さん自身が納得できるよう、一つひとつ丁寧に説明を重ねながら計測を進めていきます。

そして現状の「脳内視力」のレベルを知った上で、個々の希望や生活スタイルを聞き取りつつ「どの程度までメガネで矯正するか」を決めていくのです。

　このような丁寧な説明やカウンセリングの手間を省くと、むしろ「使いづらいメガネ」となってしまい、十分な効果が得られなかったりクレームに繋がってしまったりもします。

「脳内視力」のメガネはこうして一つひとつ丁寧に作っていくため、格安メガネに比べると数倍、十数倍もの時間と手間がかかります。

　その分、メガネ一つ当たりにかかる人件費も大きくなるのです。

　さらに「脳内視力」のメガネは、レンズ自体もその人それぞれの状態に合わせてメーカーに特注で作ってもらいます。これだけで数万円の費用です。

　加えて私の店では、高品質かつ「フィッティング」も容易で、着け心地が軽い福井・鯖江産を中心に国産のフレームを使用しています。ですから、メガネの原価がどんどん上がってしまうのです。

　このため、**メガネ一式で少なくとも8万円はかかります**。フレームやレンズにこだわろうとすれば、ここからさらに膨らんでしまうでしょう。決して安い買い物ではありません。当然ながらお客さんの数も層も限られてしまいます。

それでも納得して購入してくださったお客さんからは、**「脳内視力」で生活の質が変わった、人生が変わった**などと満足の声を多数いただいています。

「自分の見え方の問題を知ることができて、それを矯正して、これだけ変わるのであれば、10万円でも安いね」

と言っていただけるのです。

このような商売は、規模の大きさを生かして利益を上げるタイプの大手販売店には向きません。ですので、ほとんどのメガネ販売店では「脳内視力」の検査やそれらを矯正するメガネを扱っていないのです。

検査だけでは終わらない「脳内視力」のメガネ

専門の知識や技術があっても「脳内視力」の取り扱いが困難な理由は他にもあります。

同業者の中で実際にお客さんを相手に試してはみたものの、上手くいかなかったケースが多々あるというのです。できあがったメガネに納得してもらえず、クレームに繋がってしまったようなのです。

ここでカギとなるのは、**カウンセリング**です。クレームを発生させないようにするには、お客さんが納得し満足するだけの意思疎通が図れるかどうかが重要となるのです。

というのも、「脳内視力」は、検査で判明したずれの数値をそのまま矯正しようとするとかえって上手くいきません。脳は「慣れないこと」を嫌います。急激な変化に対して拒否反応を起こすからです。

何度もお伝えした通り、視線のずれなどによって脳には日々大きな負担がかかっています。

それが身体の様々な不調として表れる一方で、脳自体はそれまで続いてきたその状態が「当たり前」だと思い込んでいます。右目が1行目、左目が10行目を見ているような状態であっても、その人の脳はこれまで努力して調整してきましたし、疲れるとはいえその環境に慣れてもいるわけです。

そこを突然メガネで「正しい状態」に矯正しようとすると、その振れ幅が大きければ大きいほど脳がびっくりして戸惑ってしまいます。

中には、**見え方があまりに変わるためパニック状態になって泣きだしてしまう**人もいるほどです。

我々は眼球の視力が変わることには慣れています。視力が落ちて見えづらくなったり、メガネやコンタクトレンズなどの矯正器具で見えるようになったりする分にはあまり驚きません。

ですが「脳内視力」の矯正で遠近感や立体感、距離感など、感覚的な部分が変わると、あまりのギャップに受け止められない場合もあるのです。

新しいメガネに脳が慣れるまでのしばらくの間は、かえって疲れが増してしまう、ということも起こります。ですので、まずはその人が受け取れるレベルを見極めながら矯正し、徐々に慣らしていかなければなりません。

この「受け取れるレベル」は人によって様々ですし、矯正の必要性の度合いもその人の生活スタイルによって異なります。

現状の「脳内視力」の状態がどうなのか、どのくらいまで矯正したいのか、矯正したメガネをかけたときの心地はどうか、１日中このまま過ごせそうか——このようなやり取りを1対1でとことん行います。

丁寧に説明しながら希望を聞き取って、二人三脚でメガネを作っていくのです。

こうすることで、最初のうちは慣れずに疲れてしまったとしても、

「まだ慣れていないからだ。そのうち慣れるから大丈夫だ」

と安心してかけ続けてもらえます。

逆にこの手間を省いてしまうと、どんなに素晴らしいメガネでもその人にとっては「合わない」メガネとなってしまうのです。少し我慢して慣れさせていけば格段に見やすくなるのに、それを知らずにかけなくなってしまいます。

そして、

「変なメガネに大金を払わされた」

などと、クレームに繋がるケースも多々あるのです。

あるお客さんは、別の場所で「脳内視力」を矯正するメガネを作ったものの、どうしても馴染まないと言ってやってきました。

聞くと、高度な専門家である「オプトメトリスト」が担当したといいます。出来上

がったメガネは確かにその人の「脳内視力」にバッチリと合った、素晴らしいメガネでした。

ですが、何をどう矯正したメガネなのか、なぜ馴染まないのかについては十分な説明がなかったようなのです。

お客さんは

「カチャカチャといっぱい検査して、はい出来ました、これがあなたに合ったメガネですと渡された」

と納得のいかない表情をしていらっしゃいました。

そこで、検査を一からやり直すことにしました。

通常行っているものと同じように、一つひとつ丁寧に説明しながらカウンセリングをしていったのです。

結局、メガネは何も変える必要がありませんでした。変わったのは説明とカウンセリングのみです。それでもお客さんは、

「このような説明は受けたことがなかった」

と驚いた様子で、最後は納得して帰っていきました。

このように、数値だけを合わせても上手く機能しないのが「脳内視力」のメガネです。同じような検査をしている人、その技術や知識を持っている人は他にもたくさんいますが、ここまでカウンセリングを徹底している人はほとんどいません。

「正解」は数値ではなくお客さんの納得が決める

とはいえ私も、「脳内視力」のメガネを作り始めたばかりのころはクレームばかりでした。

当時はまだ説明が不十分で、新しいメガネを受け取ったお客さんから怒られることが続いたのです。

「前のメガネよりも疲れるようになった。頭が痛くなった」

「何だか目がおかしくなった気がする」

「10万円もかかったのに、詐欺ではないのか」

お客さんが納得のいかない表情で再び店を訪れます。そのたびにそのお客さんが本当は何を求めていたのか、見え方のどこに不満を抱えているのか、それらをすべて丁寧に聞き出すようにしました。

「どういう見え方だったのですか」

「僕の見立てが甘かったですね。ここまで予想できていませんした」

「ここまでの変化には耐えられなかったのですね」

「ここは僕の説明不足でしたね」

「前回の質問の仕方がよくかったのですね。すみません」

「ではどんな見え方が理想ですか？」

また2時間かけて一から検査とカウンセリングを行い、納得してもらうまでとことん向き合うのです。

このように経験を積み重ねていくことで、現在のような丁寧な説明とカウンセリングができるようになりました。どういう変化が起こるのか、どのくらいのレベルの矯正であれば人は受け入れやすいのか——これらをあらかじめ伝えておくことができるのです。

その成果もあって、いまではクレームをいただくことはほとんどありません。

前に一度、専門学校の講師に聞かれたことがあります。

「視機能の矯正はお客さんに納得してもらうのが難しい。普通はあまりやらないはずなのに、どうしてそんなに上手くいくの？　どうしたら喜んでもらえるの？」

知識や技術のレベルで言えば、私では到底かなわないような立派な先生です。ですが私が普段やっているカウンセリングの内容を説明すると、

「そこまでしないといけないのか……」

「松本君、それだとメガネ店ではなくカウンセラーだよ」

「やっぱり一般のメガネ店でやるのは難しそうだね。広がらなさそうだ」

などと、とても驚いた様子を見せていました。

先生の指摘の通り、私はあまりメガネ屋っぽくないかもしれません。**お客さんの視力やメガネの悩みについて、1時間半くらいずっと聞き続けている**ときだってあるくらいです。

ですが、やはり**一番はカウンセリング**なのです。

いくらハイレベルな技術や専門知識を駆使してメガネを作っても、その機能に対する理解や納得がなければ、そのお客さんにとっていい結果に結びつきません。

教科書通りに数値だけを合わせても、値段が高いばかりで使いづらい、クレームを生むメガネになるだけです。

このことは実を言うと、近視などの眼球視力の矯正にも当てはまります。

車の運転などで必要としない限り、近視になったからといって敢えて遠くまでくっきり見えるよう矯正しなくともいいのです。

世の中には「見たい」と思っている人ばかりではありません。

モノがはっきり鮮明に見えるとかえって落ち着かないという人、手元が見えればそれで十分だという人もいます。

もちろん、遠くが見えないと生活に支障をきたすという人もいるでしょう。本来は、それぞれの生活スタイルや好みに合わせて調整していけばいいものなのです。

ですので私の元を訪れるお客さんの中には「脳内視力」の矯正のみで、度は入れずにメガネを作る方もいらっしゃいます。

その人にとって「いいメガネ」とは、
それぞれの個性に合わせて共に作っていくものなのです。

「よく見えるメガネは疲れる」は手間を省く方便

よく、「よく見えるメガネは疲れる」などと言いませんか？

あまりにクリアに見えてしまうとそれはそれで疲れるので、ピッタリよりも少し度を落としてメガネを作っておきましょう――そんな提案を受けたことがある人もいるかもしれません。

実はそれ、ウソです。

「脳内視力」を検査する手間を省くため、あるいは「脳内視力」のことを知らずに間違ったことを言っているのでしょう。

度数が合っていない場合でもない限り、**「よく見える」だけで疲れてしまうなんていうことは起こりません。**

目や脳はモノをクリアに見るために一生懸命努力します。見よう、見ようとして、その結果疲れてしまうのです。ですので、「よく見える」のであれば本来疲れなど生じるはずがありません。

それが生じてしまうのは、視線のずれや目と脳の関係に何らかの問題があるためです。

メガネで矯正することで視力が回復すれば、人はいままで見えなかったものが見えるようになります。すると、**いままで見えていなかった「脳内視力」の問題も目が感じ取れるようになってしまう**のです。

私も左右の視線が20行ずれているタイプですが、視力矯正のみのメガネをかけるくらいであれば裸眼でいた方がよほど楽です。焦点が合わなければぼんやり見えるだけです。モノが二つに見えるときでも、視力矯正のメガネさえかけていなければ輪郭もすべてぼやけてしまって気づかないのです。

「よく見えるメガネは疲れる」とはつまり、「脳内視力」の検査を省いているために

起きている現象と言えるかもしれません。

「脳内視力」もきちんと矯正してあげれば楽に見ることができるようになります。

ですが既にお伝えしている通り、格安メガネの販売店などではそのような検査は行いません。ですから、「ピッタリよりも少し度を落としてメガネを作っておきましょう」などと提案することになります。

そうすることで検査の手間を省きつつ、「疲れるメガネ」というクレームも防ぐことができるのです。

左右の目で視力に極端な差がある場合などは、これが顕著です。

例えば右目の視力が1・0、左目が0・1の場合、極端に悪い方の目（左目）は敢えて視力を伸ばさずにメガネを作る、ということが多々あります。

右目は良く見えるけど左目は見えない――このようなバランスで見ることに慣れていたにもかかわらず突然左目の視力を大きく矯正すると、左右のバランスを崩すことになるからです。

左右で見えるようになると感覚が一変します。遠近感、立体感、距離感が全く違うものになるのです。

この変化について丁寧な説明やカウンセリングがないと、「かけづらいメガネ」「よく見えて疲れるメガネ」となってしまいます。ですがこれが本来の「正しい見え方」なのです。

私の場合はここでカウンセリングの手間を加えます。

あなたの場合は左右の視力のバランスが悪くてほとんど片方の目しか使えていませんでした、これを矯正するとこのように見えるようになります、ですがこのような違和感も生じるかもしれません、どこを目指しますか、どこまでであれば頑張れそうですか――それらを一つひとつ聞き取り、その人の状態や希望に合ったメガネ作りを目指します。

するとお客さんも「こんな風に見えるようになりたい、ここまでなら頑張ろうかな」などと、納得して買ってくださるのです。

当然、クレームにつながることもほとんどありません。

「よく見えるメガネは疲れるから緩めのほうが良い」というのが定説のように思われていますが、実は違うのです。

手間と時間さえかければより良いメガネを作ることができます。

技術を持つメガネ店はどんどん減っている

ただし問題は、こうした**手間と時間をかけたメガネ作りを続けているメガネ店が、ほとんどなくなってしまっている**ということです。

皆さんの住んでいる地域に個人経営のメガネ店、街のメガネ屋さんはどのくらい残っていますか？

メガネ店といったら周りでは全国チェーンの販売店しか見かけない、という方も多いのではないでしょうか。いまチェーン店以外で生き残っているのは、他では扱わないブランド品のフレームを置いているところくらいです。

この10年で業界構造はガラリと変わってしまいました。

フレーム、レンズ、ケースの3点セットで数千円という驚異の価格設定が主流になり、昔ながらのメガネ店は淘汰されていってしまったのです。

いまや都市部も地方も、若い学生から30〜40代の会社員、さらには50〜60代の高齢者まで、低価格のメガネを買い求めるようになっています。

もちろん、メガネが安く買えるようになったといういい面もあります。

昔はメガネを買おうとすれば一式で数万円はかかるのが一般的でした。目が悪くてもメガネが買えない、買い替えたくてもすぐには買えない、そんな人も数多くいたのです。

いまは格安メガネの登場のおかげで、流行を取り入れたお洒落な商品を、気軽に、安く、短時間で買うことができます。このことによってメガネが爆発的に普及したことは事実です。

ところが、です。**視力だけを合わせたメガネではなく、総合的な「見え方」が改善できる良質のメガネ、本格的な矯正器具としてのメガネが欲しいという人にとっては、選択肢が狭められる結果となってしまいました。**

私たちのような技術を身につけた職人気質のメガネ店が、商売が成り立たずになくなっているからです。

人に技を身につけさせるには時間もお金もかかります。

色々な技術を少しずつ教えて場数を踏ませ、５～６年かけて育ててやっと一人前です。私も19歳でメガネの大手販売店でゼロから始めて、教育を受けながら経験を重ねていきました。

自分自身でも通信教育に申し込んだり、専門家の話を聞きに名古屋まで行ったり、何度も失敗を重ねたりしてやっと技を身につけていったのです。

ですが企業にとって見れば、そのような職人の育成には莫大な費用がかかりますし、お金と時間をかけて投資してもその人材が辞めてしまえば何にもなりません。人材育成はリスクでもあるのです。

すると、職人を育てずとも正確な検査ができる機械を使って視力のみを合わせたメガネを作るという形態が最も効率的だという判断になるのです。

いま、視力検査の機械はどんどん性能が上がっています。

お客さんにレンズの中に映る気球の絵を見てもらって、スイッチを押せばおしまい。

近視の度合いがいくら、乱視がいくらと、すべて数値で印字されて出てきます。それを見てレンズを選べばいいので、アルバイト店員であっても1～2日の研修で立派に店頭に立てるようになるのです。

私は**両方のメガネ店があればいい**と思います。

お洒落なメガネを気軽に安く手に入れることができる店、そして自分が納得するだけの「見え方」が追求できる本格的なメガネを手に入れることができる店、この二つです。それぞれのメリット・デメリットに納得して、自分に合ったものを選択できる世の中であってほしいのです。

ですが現実は厳しいものです。後者はほとんど淘汰されていっています。

数少ない私の先輩たちの一人も、いまは予約が殺到してしまい2年待ちの状態だといいます。ですので新規のお客さんは受けていません。

その方は私以上に**カウンセリングを重視**しています。ほとんど人生相談のような状態ですが、それほどカウンセリングを丁寧にやる方なのです。メガネも高品質のものをしっかりと作りますし、非常に人気が高いです。

しかしそんなメガネ店はもうほとんどありません。いまのメガネ業界は「雑貨としてのメガネ」で溢れてしまっているのです。

最後は「フィッティング」がメガネの質を左右する

メガネの「見やすさ」を左右するのはレンズだけではありません。もう一つ、大きな要素を閉めるのが「フィッティング」――眼球とレンズの距離や角度を決定づけるフレームの調整です。

この「フィッティング」まで終えてやっとメガネは完成品となります。

一方ここが不十分だと、矯正した通りの見え方にならなかったり、頭痛やめまいが起こったり、かけているうちにずれ落ちてしまったりと、様々な不具合が生じるのです。

例えば、レンズの「そり角」。

「そり角」とはメガネを上から見た場合の二つのレンズの角度です。通常はきちんと視線に合うよう１８０度前後に調整します。

ですがデザイン性重視のフレームやサングラスなどは、ここを大きく外側に曲げて山型にしてしまう場合が多いのです。

サングラスでよく、全体として曲線的なデザインのものが売られていますよね。あれは度が入っていないのでまだ何とかかけていられるのですが、敏感な人ですとそれでもめまいを起こしてしまいます。

同じ度数のレンズでもメガネによって、あるいはメガネとサングラスで、それぞれかけ心地や疲れ方が異なるのはこのためです。

そして、顔面に対する傾きを示す「前傾角」。

人が手元のものを見ているときの視線の角度に合わせて、レンズもやや下向きになるよう調整します。

その他にも眼球とレンズの距離、鼻パッドの位置、レンズの高さの調整などを、その人の顔に合わせて調整していきます。

こうした**「フィッティング」がメガネの質を左右する**のです。

もちろん人の身体には調整力が備わっていますから、メガネが多少合わなくても何とかはなります。ずれは身体が調整してくれます。

最低でも度が入ったメガネであれば、それがどんなにいい加減なものであろうと、近視や老眼でピントが合わずに見えないでいるよりは見やすくなるでしょう。

ですが、それをずっと使い続けているうちに頭が痛くなったり、耳が痛くなったり、肩こりが酷くなったり、疲れやすくなったりと、あらゆる不調の原因となってしまうこともあります。

敏感な人はこの差を特に強く感じ取ります。これは「脳内視力」とは関係ありません。メガネそのものの品質の問題です。

私の店にも、「よそで作ったメガネが合わない」と持ち込んでくるお客さんがよくいらっしゃいます。

そのメガネを、本来あるべき一般的な品質のレベルに調整するだけで、違和感がだいぶ解消されるという場合がよくあるのです。

そして「フィッティング」以外に、私は「レンズの歪み」もかならずチェックするようにしています。

レンズのサイズがフレームに合っていないのにもかかわらず、無理やり入れてしまうと「歪み」が発生します。

私は、機械で「歪み」を測っては手で削って調整しています。

「神経質すぎる」とも言われます。確かにこの「歪み」は肉眼では確認できません。それでも**敏感な人は感じ取りますから、この作業も省くことはできない**のです。

「見やすさ」をとことん追求したメガネ作りには、こうした手間ひまと技術が求められます。

子どもの視力がどんどん落ちている

子どもの視力が年々低下しています。

文部科学省の「学校保健統計調査（H30年度）」によると、裸眼の視力が1・0未満の子どもの割合は小学校で3割強、中学校になると半数以上に及ぶといいます。実際に学校に行ってみても、クラスのかなりの割合の子どもがメガネをかけています。

私が小学生だった40年ほど前は、クラスでメガネをかけている子は一人か二人いるくらい。それも特別な目の病気があるとか、何か明確な要因があって視力が落ちてしまったという子がほとんどでした。

それがいまは、メガネをかけているのがさほど珍しいことではなくなっています。

落ちているのは「眼球視力」だけではありません。

遠近感や立体感、距離感が上手く掴めない――つまり「脳内視力」に問題がある子どもが多くいるのです。

「脳内視力」の問題は運動能力に影響します。

特に多いのが、球技が苦手という子ども。ボールを上手くキャッチしたり、打ったりすることができないといいます。飛んでくるボールの位置を一瞬で正確に捉えることが難しいためです。

またすぐにつまずいたり、転んだり、人や物にぶつかったりする子どもも増えています。

私たちが歩いているアスファルトの道路やグラウンドの地面などは一見すると平らに見えるのですが、実はわずかに凸凹があります。立体感が上手く掴めない子どもはそれを平らだと思い込み、平面を歩くようにして進むのでつまずいてしまうのです。

目の前に障害物があったり人が立ったりしている場合も、そこまでの距離感を正確に把握できずにぶつかってしまいます。

本人にしてみれば、

「なぜこんなところでつまずくのだろう」

「なぜ気づかずにぶつかってしまったのだろう」

と不思議で仕方ありません。

ですがそれは、**「見えているつもりでも、正しく見えていない」**ことが原因なのです。

子どもから大人までを苦しめる現代病

視力が低下してしまった要因は、テレビやパソコン、それにゲーム機やスマートフォンなどによる、目の酷使にあると考えられます。

昭和生まれの世代は家の人によく、

「テレビは〇メートル離れて見なさい」

「離れて見ないと目が悪くなるよ」

などと注意を受けた記憶があるのではないでしょうか。

テレビやパソコンなどのモニター画面は、近くで見ようとすると目に大きな負担がかかるからです。

ですがいまはパソコンもゲーム機も、モニターはすぐ目の前。スマートフォンに至っては画面に目をぐっと近づけ、覗き込むようにして見続けています。

それも1時間、2時間……あるいはそれ以上という長時間にわたってです。まだ物心もつかないくらいの幼い子ですら、こうした画面を見る機会が増えているのです。

また、昔は学校が終わって遊びに行くといったら、基本的には外に飛び出していきました。追いかけっこをしながら、遠くのものや動くものを目で追うということをよくやっていたのです。

それもいまは、友達の家に集まってゲーム遊びをするのが主流。それぞれ自分のスマートフォンを凝視して、インターネット上で友達のスマートフォンと連結させることで「一緒に遊ぶ」のです。

ですがこれらは子どもだけの話に限りません。

無料のゲームや動画サイト、それに交流サイト（ＳＮＳ）など、**いまや私たちの身の周りは目を疲れさせるコンテンツで溢れています**。

そして生活スタイルも、近くばかりを長時間見つめ続けるものに変化しているのです。

電車ではほとんどの人がスマートフォンを操作しています。遠くの景色を眺めている人などはまずいません。

仕事でも事務作業はほとんどパソコンを使って行うようになりました。

さらに休憩時間であっても、手にするのはスマートフォンです。メールをチェックしたり、SNSを覗いたり、ゲームを楽しんだりして「リラックス」しようとします。このように、普段は自分の周囲2～3メートルしか見ていない、それ以外は見なくとも大して困らない――というのが現代社会の姿となってしまっています。

こうした環境では、近視はどうしても進みがちです。

目と脳の関係にもいい影響は及ぼしません。モニターの強い光も、疲労を生んでしまう要因となります。

もはや近視は「現代病」とも言えるでしょう。

では、近視が進むのを防ぐにはどうすればいいのか。

そのためには、遠方を見る機会を増やすよう生活習慣を変えていく必要があります。

私が子供のころ、小学校には「**遠方凝視**」の時間がありました。休み時間中に3分から5分、全員で遠くの山をぼーっと見つめるというものです。

これが実を言うと目の疲労回復にとても効果的なのです。

人は近くを見ようとすればするほど目が中心に寄っていきます。目が中心に寄っているときというのは交感神経が活発で、脳が興奮状態なのです。

逆に遠くを見るときには目が開きます。目が開くときというのはリラックスしていますから、遠くの山の緑を見ながらぼーっとすることで、疲れがだいぶほぐれるのです。

かつてのような生活であれば、特に意識せずとも遠くを見る機会が多々ありました。ですがいまは**こうした時間を30分から1時間に1回程度、意識的に確保するよう努力しなければなりません。**

第3章

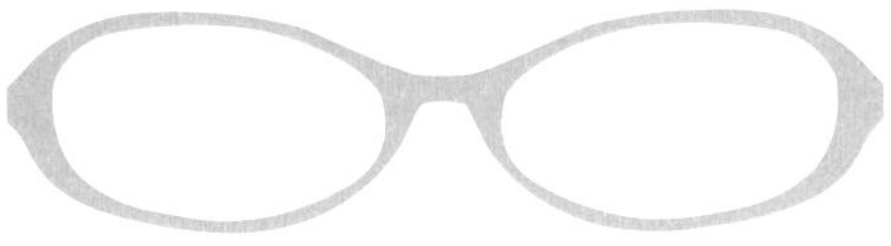

「脳内視力」と身体の深い関わり

「メガネをかけたら本を速く読めるようになった」というベストセラー作家

26歳で独立開業して以来、私のメガネ店には数多くのお客さんがいらっしゃいます。

特に「脳内視力」の検査を始めてからは、プロ・アマ問わず様々なジャンルのスポーツ選手、文筆家、医療関係者、そして年代もほんの小さな子どもから学生、お年寄りまで、実に多様な方々に来ていただけるようになりました。

中でも、「脳内視力」について知って下さる人が増えていくきっかけとなったのが、自己啓発の書籍を多数出版しセミナーでも大人気の作家、**本田健**さんです。

彼は元々眼球の視力がよく、老眼もなく、それまでメガネはかけていませんでしたが、「メガネをかけるようになってから、本が何倍も速く読めるようになった」

といいます。

「松本さんのメガネに出会ったことで、仕事の効率が段違いで変わったんだよ」

つまり「脳内視力」矯正のメガネで集中力が高まり、こなせる仕事の量が増えたというのです。

メガネを作るまでは、本を読んでいても目が疲れがちだったそうです。それがもどかしく、**眼球の視力の方は問題ないにも関わらず、度の入っていないメガネを作ってまで「脳内視力」を矯正した**のです。

「左右の焦点がピタッと合っているメガネじゃないと、速く読めない。目は大事だと誰もが思ってるけれど、それは視力のよしあしでなく『脳内視力』こそがカギなんだ。〝ピンボケ〟な『脳内視力』のままでは、人生も〝ピンボケ〟になってしまうんじゃないかな」

彼は一月に一冊本を出版するほどのハイペースで執筆するベストセラー作家です。

そんなすごいパフォーマンスの土台には、メガネをかけることで正しく調整された「脳内視力」があったのです。

「脳内視力」と自律神経の密接な関係

ほとんどのメガネ店で検査が省略されてしまっている「脳内視力」ですが、問題があった場合、果たして私たちの身体にはどのような影響を及ぼすのでしょうか。

一つは、**自律神経の乱れ**です。

自律神経は心臓、肺、腸などの内臓、体温に至るまで様々なものをつかさどり、私たちの知らないところでこれらを上手くコントロールしてくれています。「脳内視力」に問題がある場合も、調整してくれるのは自律神経なのです。

例えば両目の視線がずれているとき。その幅が小さければ自律神経が視線を合わすために何とかしようと努力します。

一方で、その幅が大きすぎると調整しきれずにモノが二つに見えることもあります。

その場合は二つの映像のどちらか一つをあえて脳に届けないという処理をすれば、「二つ見える」という状態は解消します。これが、左右の目の視力は問題ないのに片方の映像しか脳に届いていない場合に起こっていることです。

映像がどちらかしか脳に届いていないというとき、自律神経はわざわざエネルギーを使ってこの伝達を止めているのです。相当のエネルギーを使っているはずです。

また、片方の映像で身の回りのモノを把握しなければいけないとなると、そこでもエネルギーを必要とします。通常の人の３倍から４倍は疲れていても不思議ではありません。

すると、その疲れは身体の様々な場所に不調として表れます。

自律神経も、際限なくいくらでも働けるわけではありません。目の方にばかりエネルギーを割いてしまえばその分余計なストレスがかかり、自律神経が乱れてしまいます。その他の部分の調整が上手くいかなくなるのです。

その結果、**めまいや頭痛が起こったり、疲れやすくなったり、体温調節が上手くいかなくなったり、さらには病気にかかりやすくなったり……**などということが起こり得ます。身体はすべて繋がっているのです。

私たちにとって目は体の中でも特に重要な部位です。

感覚器官で唯一、脳とダイレクトに繋がり、しかもむき出しになっています。第二の脳ともいわれているのが目なのです。

そして生活の中でも、私たちは目から得られる情報に頼りきっています。テレビを観て、スマートフォンを見て、パソコンを見ながらあらゆる作業を行っています。もちろん聴覚や嗅覚などからも情報は得られますが、視覚から得られる情報の多さは比べものになりません。

このようにして、知らず知らずのうちに依存し酷使してしまっているのです。そしてそのストレスが自律神経にも影響しています。

メガネで不調がなくなった⁉

やはりこの自律神経が関わっているのか、「脳内視力」のメガネをかけ続けて体調が良くなったというお客さんは多いです。

私は医師ではありませんので詳しい因果関係は分かりません。ですが、

「体が軽くなった」

「首の痛みが消えて整体に行かなくてもよくなった」

このような声も寄せられています。

中には、

「突発性難聴という診断を受けていたけれど、メガネを変えたら症状が軽くなった」

と言うお客さんもいらっしゃいます。

おそらくですが視線のずれなど目の周囲の調整に労力を注ぎすぎて乱れがちだった自律神経が、メガネによって頑張らずとも済むようになったためではないでしょうか。そこまで一生懸命働かなくてもよくなって全体のバランスが整ったため、その他の部位の不調が改善されたというわけです。

一般的にヨガや瞑想などの運動や呼吸法なども、自律神経を整えるために効果があるといわれています。ところが私のところへは、それらのインストラクターの仕事をしている方もよくやってきます。「脳内視力」に問題を抱えた方なのです。

私はよく冗談で、

「先生、瞑想が得意なんでしょう。メガネをかけずに瞑想だけでどうにかならないのですか」

などと言ったりもするのですが、その方は苦笑いしながら

「そこまでは難しいと思います」

と答えるばかりです。

ただ注意しなければならないのは、メガネはあくまでも「矯正器具」だという点です。**メガネをかけたからといって「治る」ことはありません。「治療」ではないのです。**

以前いらしたお客さんで、「脳内視力」矯正のメガネをかけてから体が軽くなったと大変喜ばれた方がいらっしゃいました。その方が3年ぶりにいらしてこう言うのです。

「そろそろ買い替えようと思ってきたのですが……実は私、多分治っていると思います。毎日とても調子がいいので」

「このメガネを3年もかけているので、きっと治っているはずです！」

もちろんそんなことはありません。実際に検査をしてみると、案の定、３年前と同じ数値。そこでやっと納得してもらえました。

メガネをかければ劇的に見やすくはなります。ですが残念ながらそれは「治った」わけではありません。メガネは単なる補助具であって足りない部分を補っているに過ぎないのです。

「脳内視力」はこうして悪くなる

日本人の二人に一人は何らかの問題を抱えている「脳内視力」ですが、その要因は何なのでしょうか。

先天的、遺伝的なものということも考えられますが、後天的に「脳内視力」が落ちてしまう人もいます。その多くは、**脳に衝撃が加わる**ことが発端となっていると考えられます。

例えば生まれてくるとき。

赤ちゃんは狭い産道を通って外の世界に出てくるわけですが、その過程で頭部にも様々な圧力がかかります。赤ちゃんの頭蓋骨はこのときまだ柔らかい状態です。そこに何らかの衝撃を受けると、「脳内視力」にも影響することが考えられるのです。

特に「吸引分娩」という方法で生まれてきた赤ちゃんはその直後の様子を見ると、頭のかたちがだいぶ変形してしまっています。もちろん頭蓋骨自体は元の形に戻りますが、脳が影響を受ける可能性はゼロではありません。

また、スポーツ選手、特に格闘技をしている人が「脳内視力」の問題を抱えているケースは多いです。

例えばボクシングですと、顔面や頭部を殴られて一瞬意識が飛ぶということが起こり得ます。このような意識が飛んでいるときというのは、頭蓋骨の中で脳が動き、衝撃を受けているときです。

当然脳にも圧力がかかりますし、目の機能をつかさどる部分にダメージがあればその後の「脳内視力」にも影響する可能性があります。

小学3年のころからメガネを作りにやってきていたある男の子は相撲の選手でした。とても体格のいい子で、大会でもまあまあの成績を修めていたようです。

ところが中学、高校と進むにつれて本格的に大きな試合に出るようになると、突然それまでのメガネが合わなくなりました。

測ってみると、「脳内視力」が落ちているのです。ずれが5倍にまで広がっていました。聞けばその子の相撲は頭から突っ込んでいくスタイルだといいます。自分の全体重をかけて、相手に向かいゴンッと体当たりしていくのです。まさに原因はそこでした。「ぶつかっていった直後は意識が飛んだり、目の前が真っ白になったりしてしばらくピントが合わない」

本人も自覚はあったようでした。

このように、ボクシングや空手、相撲などの格闘技の選手には、目線を合わせづらかったり、平衡感覚が不足していたりという人が多くいるのです。

その他のケースとしては、交通事故などで頭部に受けた衝撃がもとで「脳内視力」

が落ちてしまうというものがあります。

ところが逆に、たまたま歯科矯正をしたら「脳内視力」が改善したという人もいらっしゃいました。この場合は果たして本当に因果関係があるのか、どのような要因によるものなのかは私もよく分かりません。それでも身体が様々なところで繋がっていることを示唆しているように思えます。

「脳内視力」は一生変わらないというものではなく、様々な理由によって変化していくのです。

うつの症状やイライラも目と関係がある!?

メガネ店にやってくるお客さんの中には、精神的な不調を訴えられる方も多くいらっしゃいます。うつの症状に苦しんでいる人や、イライラしやすいという人、気分障害などのために家に引きこもりがちな人などです。

すると**それぞれが訴える症状によって、目に表れる問題も共通している**のが分かります。あるいはそのような症状について本人に話を聞く前から、「脳内視力」の検査結果を見るだけで大体の内容を予測できることもあります。

例えば目線の上下。

うつの症状を訴える人の場合、目線が下向きになっていることが多く見受けられます。

うつの症状があるから目線が下に向くのか、目線が影響してそのような症状が出るのか、明確な因果関係までは分かりません。ですが、不思議なくらいに皆さん共通して目線が下がっているのです。

これは、心に問題を抱えた人のカウンセリングを仕事にしている知人も同じことを言っていました。

「脳内視力がどうなっているのかは判断できないけど、目線が落ちていたり、目を合わせようとしても上手く合わなかったりする」

というのです。

実を言うと、**目線もメガネで矯正が可能**です。

一度、本人の了解を取った上で目線が上がるようなメガネを作ってみたことがあります。すると、**メガネをかけ始めてからぐんと回復のスピードが速まった**のです。

「何だか知らないけど、気持ちが前向きになるんですよね……不思議です」

光学機器の持つ力は結構強いのです。

もちろん、すべての症状がメガネで解決するわけではないでしょう。この方の場合は元々軽めの症状だったからということも要因としてあげられるかもしれません。

ですが、自力で目線を上げるのが辛いときは、メガネの力を借りるのも一つの手段です。自分で目線を上げよう、明るくなろうとしたってそうはいきません。のちにメガネに頼らずとも自力で目線が上を向くようになったら、そのときはメガネをかけるのをやめればいいのです。

イライラしやすいタイプの人が、**メガネを変えたらイライラも改善できた**というケースもあります。

「脳内視力」の検査では、左右それぞれの目から入った視覚情報がきちんと脳に届いているかを調べます。その際、両方からいっぺんに安定的に届くのではなく、右目だけだったり左目だけだったりと、左右で交互に情報が届く人がいるのです。

それがゆっくり入れ替わる場合はまだいいのですが、チカチカと、人によってはフラッシュのように物凄いスピードで点滅しているケースがあります。

映像が点滅しているので脳にもかなり負担がかかります。自律神経も交感神経優位の状況が続いてしまい、寝ようとしても質のいい睡眠がとれません。

さらに、私たちの身の回りはテレビやパソコン、スマートフォンの画面など、強い光が細かく点滅するもので溢れています。点滅するものをさらに点滅させて見るので、ますます疲労は溜まるのです。

ご家族にも普段の様子を聞いてみると、

「すぐに怒るのです」

「いつもイライラしています」

という回答が返ってきます。自律神経の乱れから来る興奮状態と疲労で、イライラしやすくなっているのです。

そういう方は睡眠にも特徴があります。

特に顕著なのは、勉強にも仕事にも熱心に取り組む努力家タイプの人です。

本人は何ごとも集中してこなし、よく眠れているつもりです。ただし一旦眠りに入ると、身体を揺り動かしても何をしても全く起きません。

その人自身は

「深い眠りに入っているからだ」

「自分はぐっすり眠れている」

と言い張るのですが、周りの人間からしてみると少し心配になるくらいに、ピクリともせず寝入ってしまうといいます。

実はこれは「寝ている」のではなく、あまりの疲労に、ほとんど気絶しているようなものなのです。

こんな方も、メガネをかけてもらうようにすると普通の睡眠に戻ります。

「気持ちよく眠れるようになった」

とすっきりした表情をした本人の傍らで、ご家族も

「以前よりも優しくなった」

「イライラしなくなった」

と喜んでくださるのです。

本番に強い人なのかどうかも、目の機能である程度判断することができます。

「脳内視力」の検査は、左右の視線がずれているかどうか、縦書きの文章で考えると何行ぐらいずれているかを測る器具を使って行います。

このとき、ずれを意識して寄せる「調整力」があるかどうかも同時にチェックするのですが、**本番に弱い人はこのチェックの際、視線が意図しない方向に動いてしまう**のです。

例えば左右で5行のずれがあった場合。目に意識を集中させて「寄せよう」と思うと、中には寄っていく人がいます。もちろん長時間は続きませんが、一瞬であれば調整が可能なのです。

店ではこの「調整力」の有無を確認するために、「寄るかどうか試してみてください」と声を掛けることがあります。ここで寄っていけば「調整力」のある人。動かなければ「調整力」のない人ということです。

ところがこのとき本番に弱いタイプの人は、視線が逆方向に動いていきます。

「あれ、8行になっちゃった。10行まで開いちゃった」

こうして、むしろずれの幅が広がっていくのです。実際に本人に聞いてみると、

「練習試合ではいい結果がでるのに、本番だと全然だめ」

「実力では自分の方が上なのに、本番では格下の相手に負けてしまう」

といった悩みを抱えている方がほとんどです。

本人はやる気があって、努力して準備万端にしていても、「いざ本番」と気合を入れてしまうとかえって上手くいかないのです。

そこで、

「あなたは気合いを入れない方が上手くいくタイプなので、一度気合いを入れずにボーッとしながらやってみたらどうですか」

とアドバイスをしてみたこともあります。すると、本当に試合で優勝してしまったのです。

このように、目と脳は思わぬところで連動しています。目、心、身体、そして脳は繋がっていて、それぞれ影響し合っているのです。

発達障害と診断されたら「脳内視力」を測ろう

繰り返しになりますが、決して無視できないのが発達障害と「脳内視力」の関係です。**もし自身や周りの家族が発達障害の診断を受けていたら、試しに一度「脳内視力」を調べてみてください。**

というのも、発達障害と診断されたという人たちの「脳内視力」は、何らかの問題を抱えていることがほとんどだからです。

勉強が全くできない子、板書をノートに書き写すことができない子、机に座っていられない子、人の話を落ち着いて聞くことができない子、ウロウロと辺りを動かずにはいられない子、本の内容が掴めない子、集中力が続かない子――。

このような状態にある子どもたちの「脳内視力」を見てみると、必ずと言っていいほど視線がずれていたり、目と脳の間の情報伝達が上手くいっていなかったりということが起きています。軽い症状であれば、それらがメガネをかけたことをきっかけにして改善されていくケースもあるのです。

「ほら、目が悪かっただけだよ。もう大丈夫だよ」

そんな風に声を掛けると、本人も自信を取り戻してくれます。そこから成長のスピードを伸ばすということもあるのです。事例を挙げればきりがありません。

もちろん私は医者ではありませんので、その因果関係の有無についてはっきりと断定することはできません。しかし、これまで**２万人以上の視力を検査してきた経験から言えば、両者に何らかの関わりがあると考える方が自然です。**

私のメガネ店には発達障害の診断を受けたお子さんが多数やってきます。また、そうしたお子さんの親御さんに呼ばれて、全国を講演や視力検査で回ったりもしています。ＮＰＯボランティアの活動として、小児科で「脳内視力」の無料検査を行うこともあります。

するとやはり視線のずれがあったり、目と脳の関係が上手くいってなかったりというケースが大半なのです。

ある人はそれまで、人の目をきちんと見てしゃべることができませんでした。

見ようと思っても目線が安定せず、違うところに目線が流れたりウロウロ動いたりしてしまっていたのです。本人も、どこを見ればいいのか分からないといいます。

しかし**「脳内視力」を測ってメガネでずれを矯正すると、目線の動きも落ち着くようになりました。人の目を見ながら話しても苦ではなくなり、話の内容にも集中してきちんと聞くことができるようになったのです。互いの目をしっかりと見て話すようになりますから、相手からの信頼も得られやすくなりました。**

やはり目と脳、そして精神的な部分というのは、密接に繋がっているのです。

第4章

「脳内視力」で
パフォーマンスは
こんなに
変わる

「脳内視力」の矯正で東大に受かった!?

これまで学力が劇的に向上したというお子さんを多数見てきていますが、中には**東大に合格した**という例もあります。

ある日、学校で教師をしているという女性が、口コミで評判を聞いてメガネを作りにやってきました。さっそく「脳内視力」を測ってみると大きなずれがあったので、それを矯正してメガネを作りました。

すると、その女性は**メガネをかけたとたん、見える世界が一変した**というのです。

かなり驚かれた様子で、おもむろに聞いてこられました。

「これって遺伝しますか?」

「そうですね。遺伝的な要素もあると思います」

そう答えると後日、今度は娘さんを連れてやってきました。

聞くと、集中力が続かずに一日30分しか勉強できないというのです。すぐに気が散ったり眠くなったりしてしまうといいます。

頭は賢く物事の飲み込みも早いお子さんでした。一日30分の勉強だけでも成績はトップクラスです。地元の国立大学にも合格間違いなしだろうと言われていました。

ですが、本当はもっと勉強したいと思っているのです。なのにできない。

女性はその子が幼いころからその様子を傍らで見ていて、

「なぜなのだろう」

と、不思議で仕方なかったそうです。

そして「脳内視力」のことを知り、

「娘もこれだ！」

とピンときたようでした。

実際に測ってみると眼球の視力には問題のないタイプでした。よく見えてはいるのです。ところが左右の目線には大きなずれがありました。

そこで矯正のレンズを入れたメガネをかけてもらうと、

「見える世界が全然違う、立体感が違う」

と、やはりとても喜んでもらえました。

それからは**5時間、6時間と集中して勉強できるようになった**のです。

元々賢い子です。一日30分の勉強だけでクラスで上位の成績を修めていました。そこからさらに学力を伸ばして、現役で東大に合格してしまったのです。

女性がしみじみ言います。

「大学に通い出してから、娘が『上には上がいる。東大にはもっと頭のいい人がたくさんいる。私なんて大したことないんだ』と言うようになった。東大に行っていなかったら、精一杯努力する経験もせずに自分の力を過信していたかもしれない……」

私は地元の国立大学も十分ハイレベルだろうと思うのですが、この母娘はとにかく集中して精一杯努力できる力が備わったことを喜んでいるようでした。

いまも、東京から岡山に帰省するたびに菓子折り片手に顔を出してくれます。

「松本さんのおかげで人生が変わった。人生の恩人だ」

そんな風にも言ってくれます。

私は元々の才能が発揮されるようにメガネを調えただけなのですが、それでも非常に嬉しいですね。

疲れやすい、イライラする人は「脳内視力」を疑え

これまでにも何度か繰り返しお伝えしていますが、**「集中力が続かない」「どれだけ寝ても疲れが取れない」「小さなことでもイライラしやすい」などという場合は、一度「脳内視力」の不調を疑ってみた方が良いかもしれません。**

視線のずれや目と脳の情報伝達の不具合が、心身に大きなストレスを与えている可能性があるからです。

私のところには毎日、「もっと元気よく活動したいのにそれができない」という悩みを抱えていらっしゃる方が多数いらっしゃいます。

「たくさん寝ないと体がもたない。集中して活動できる時間が少ない」

「一日の仕事が終わったらぐったりして、まるで死んだように寝てしまう。他に何もできない」

体力さえあれば、時間をもっと有効に活用できるのに……と、皆さんとても悶々としているのです。

周囲の人はこれを「やる気がない」「気合いが足りない」と精神論で片づけてしまいがちですが、そうではありません。むしろ努力家である場合も多いです。そして**大体は「脳内視力」に原因があります。**

ある方は、一日に12〜13時間寝ないと身体が持たないという人でした。

起きている間は非常にエネルギッシュです。

多少の疲れを感じながらも気合いと根性で動き続け、必要とあれば徹夜だって頑張ることができます。能力があって仕事もできるので、会社内でも評価されていました。

ところが、いざ寝ようとするとスイッチが切れたように眠りこけてしまいます。

それも12時間、13時間と、長時間にわたって眠り続けるのです。一旦眠りに入ったら何をしても起きません。家族が心配のあまり呼吸を確認してしまうこともよくありました。

しかしこれは、寝ているというよりも起きている間に疲労がたまりすぎて力尽きたため倒れているような状況です。要はストレスが大きすぎるのです。

実際に「脳内視力」を測ってみると、視線のずれが大きい方でした。それも左右の視線が外側に広がるようにずれるのではなく、内側に交差するようにずれるという特殊なタイプだったのです。これでは疲れるはずです。

さっそくメガネをかけてもらうようにすると、それ以降、**12時間の睡眠が8時間で済むように**なりました。

身体も軽くなって調子がよくなったといいます。それだけ疲労が軽減されたのです。

また別の方は、朝から晩までパソコンのモニター画面を見ながら仕事をしているシステムエンジニアでした。

かつては仕事が終わるとすぐに帰宅して、そのまま寝るしかなかったといいます。

寝て起きて仕事して、また寝て起きて仕事して——その繰り返しでした。

周囲の人たちが仕事終わりでお酒を飲みに出かけていく楽しそうな姿を見て、

「なぜ他の皆は飲みに行くだけの体力が残っているのだろう」

「自分は身体が弱いのだろうか……」

と情けなく、悔しく思っていたそうです。

ですが、検査をしてみると弱かったのは「脳内視力」。体力の問題ではありませんでした。

メガネをかけてからは、その方も同僚たちと一緒に飲みに出かけられるようになったといいます。いまは仕事が終わった後の時間も充実して過ごせているようです。

「脳内視力」に問題がある場合、日常的にパソコンのモニター画面を見る機会が多い人は特に疲労がたまりやすいという事情があります。

目線がずれてしまい気が散ってしまいがちなところへ、モニター画面の光の刺激も加わって余計にストレスがかかるためです。

結局のところ、眼球の疲労はすべて脳の疲労につながります。

皆さんにも、目を閉じているだけで疲れが和らぐというときがありませんか？

私たちが目を開いている間中ずっと、外からは何かしらの映像が飛び込んできます。その映像の処理のため常に脳は働きっぱなしです。目と脳の関係にずれなどがあると、さらに疲れは増してしまうのです。

目と脳は一対ですから、その連結関係がよくなれば疲れは軽減します。逆に疲れが蓄積すると、身体の方がどうにか休息を取って回復しようとします。

それが、長時間寝ないと疲れが取れない体質、仕事をしているだけなのに夕方になるとぐったりしてしまう体質に繋がっていくのです。

また、こうした疲れやストレスが自律神経の乱れにもつながります。

目線のずれの調整自体も自律神経が行っていることです。自律神経の乱れによって元々8行だったずれが10行になるなど、さらにずれてしまうことも考えられるのです。

眩しい光が苦手な人は「脳内視力」を疑え！

曇り空でも何となく眩しい、色付きのサングラスをかけると目がラク——そんな風に感じている人はいませんか？

もしかすると、光に対して目が過剰に敏感な状態になっているかもしれません。それも「脳内視力」が原因となっている可能性があります。

本来、曇りの日であれば人はさほど眩しく感じないものです。あるいは晴れの日でも室内であれば、サングラスをかけなくとも十分に目を開けていられます。

ところが、普通の人であれば眩しく感じることのないそのような環境を、「眩しい」と苦痛に思ってしまう人が時々いらっしゃいます。

考えられる要因は、「脳内視力」の不調。視線のずれです。

視線がずれていると、光も複数方向から入ってくることになります。本人からしてみると光が散っているように見えるのです。光が乱雑に入ってくると自律神経にはストレスとなります。脳が興奮状態となり、疲れてしまうのです。

そういう方が矯正メガネをかけると散らばっていた光が一つにまとまり、安定して目に入ってくるようになります。眩しさが和らぐのです。

実際にかけた瞬間、

「あれ……このメガネ、透明ですよね？　色がついていないのに眩しくない」

などと不思議な表情をされる方も多くいらっしゃいます。

ですので眼球視力に問題がなくとも、眩しさを和らげるためにメガネを作る人もいらっしゃいます。

サングラスの場合は色によって光の量そのものを調整しますから、それでも眩しさは軽減されるでしょう。その代わりその他の色味も変わってしまいます。ずっとかけっぱなしというわけにはいきません。また、人前でサングラスをかけ続けることに抵抗がある人も少なくありません。

その点、「脳内視力」の矯正メガネは透明のレンズで作りますから、かけやすいと喜ばれるのです。

パソコンやスマートフォンの画面から出る強烈な光にも効果があります。

「ずっと画面を見ていても疲れなくなった」

という方の中には、光に敏感になっているケースもあるのです。

ただし光そのものを遮断する機能はありませんから、晴れの日の太陽の強烈な光の眩しさには、やはりサングラスが必要です。

頭痛、肩こりは「脳内視力」を疑え！

実はお客さんから私の元へ寄せられる感謝の声のうち、最も多いのは

「メガネをかけて頭痛が消えた」

というものです。

毎日欠かさず頭痛薬を飲まないと耐えられなかった人が、メガネをかけるようになってからは1か月に1回薬を飲むか飲まないかという程度にまで改善された、という例もあります。

慢性的な頭痛に悩まされつつ、薬を飲んでも整体に通ってもなかなかよくならない、とお悩みの方は本当にたくさんいらっしゃいます。ところがそれがメガネで改善される可能性もあるのです。

この場合に頭痛の要因として考えられるものの一つは、「目と脳の関わりの不具合」です。視線がずれていたり、情報の伝達が上手くいかなかったりして脳に余計なストレスがかかっているというケースです。

私たちの脳は、知らず知らずのうちに「見えない」部分を補って「見える」ように調整しています。

例えば数字やひらがな、漢字などは既に脳がその情報を脳が持っています。ですので仮に鮮明に見えていなかったとしても、脳が足りない部分の情報を補うことが可能です。そしてまるで「見える」かのように頭の中の解像度を上げてくれるのです。

頭の中で様々な調整を行い、映像を作り上げてくれる脳ですが、酷使されれば体の不調として表れてしまいます。それが頭痛に繋がるのです。

そして頭痛の要因のもう一つは、**「姿勢の乱れ」**。これは、目と脳の関わりの不具合によって起こります。

「脳内視力」が上手く機能せず見づらい状態にあると、人は無意識のうちに「見よう」として体に力を入れてしまいます。このとき、力を入れる動きに連動して肩がぐっと上がります。そして首も前にせり出し、頭痛へと繋がるのです。

また、これは肩こりの要因ともなります。

頭部は人体の中でも特に重い部分です。前にせり出してしまえば、首にかなりの重量がかかります。肩が上がって緊張状態になっているところへさらに首の重みがのしかかり、首や肩のこりを引き起こすというわけです。

メガネで「脳内視力」を矯正すれば「見よう」と頑張らなくとも楽に見えるようになります。姿勢を崩す必要がなくなるのです。


姿勢を見ていると、その人の「脳内視力」に問題がありそうかどうかを何となく知ることもできます。

例えば、右目の情報しか脳に届いていない人であれば、本を読むとき、ノートをとるときなど無意識に、その本やノートを右側にずらしている場合が多いです。右目ばかりを使って周りのモノを見ているため、その人にとっての「真ん中」がやや右寄りになってしまうからです。

また、顔の右側を前に出すようにして斜めに曲げる、という仕草も見られます。

一方、目線の高さにズレがある場合——どちらかの目がもう一方よりも高い位置を見ているときなどは、顔が斜めに傾きます。左目と右目の高さが均一になるよう物理的に調節しているのです。

証明写真あるいは集合写真を撮るときなど、自分は真っすぐのつもりでいるのに

「顔が傾いています。もうちょっと左側を下げて」

などと言われることはありませんか?

常に同じ方向に傾いているようであれば、「脳内視力」を調べてみた方がいいかもしれません。

「脳内視力」に不調があるとき、私たちは無意識ながらも首をねじったり傾けたりして、何とかまっすぐ見ようと創意工夫をしています。前後左右に姿勢をずらすことで、首や肩がこったり、頭痛が起きたりするのです。

ゴルフの成績が伸び悩んだら「脳内視力」を疑え

スポーツの成績にも「脳内視力」が大きく影響している――そんなことを言ったら驚きますか?

ですが、これは実際に起こっていることです。**どれだけ練習を重ねても伸び悩んで**

いたスポーツの成績が、メガネを替えたとたん急激に向上した。そのような現象を私はこれまで数多く見てきました。

特に多いのがゴルファーです。

飛距離はあっても思ったような方向に飛んでいかない。

フォームを改造し真っすぐ遠くへ飛ぶようになっても、グリーンに乗ってからのパットが上手くいかない。

正確な距離や傾斜が掴めずに何度も打つ羽目になってしまう。

――もしかすると皆さんの中にもこうした悩みを抱えた方がいらっしゃるかもしれません。

ところがそれも**メガネで「脳内視力」を矯正することで、スコアが１００を切るまでに上達してしまう**可能性があるのです。なぜでしょうか。

一つは、先ほど述べたような視線のずれからくる姿勢のずれが原因です。視線がずれていると自分では真っすぐ正しい方向を向いているつもりでも、つい違う方向を向いてしまいます。姿勢が乱れてしまうのです。すると、ボールを打ったときの飛ぶ方向までずれてしまいます。

そしてもう一つが立体感の欠如です。

左右の目の情報がきちんと脳に伝わっていなければ、距離感や立体感を正しく掴むことができません。つまりグリーンの微妙な傾斜が判別できなかったり、ホールまでの距離が正しく把握できなかったりして、力加減を間違えてしまうのです。

そのためどれだけ練習してもスコアが上がらずに悩む、ということになってしまいます。

メガネを替えたらスコアがみるみるうちに上がるようになったと喜ばれるのはこのためです。実は元プロゴルファーの方も、メガネを作りにいらっしゃっています。

もちろんこれはゴルフに限った話ではありません。

野球、サッカー、テニス、そしてアーチェリーや弓道――。**様々な分野で凄まじい練習量をこなしながらもいま一つ伸び悩んでいた人が、メガネによって成績を上げています。**

目標物との距離やその凹凸を、正しく把握できるようになるためです。

お年寄りの転倒にも「脳内視力」が関わっているケースがあります。

平らな場所やわずかな段差でもつまずいてしまう場合です。これは足腰の筋力が衰えたというだけではなく、「微妙な凹凸に気づいていない」「段差を正しく認識できていない」ということが影響している可能性があるのです。

実は「脳内視力」も老化とともに衰えていきます。

遠近感、立体感、距離感というのは、年をとるにつれ若いころほど適切に認識できなくなっていくのです。

すると、かすかに凹凸がある場所でもそれに気づかなかったり、実際の段差よりも少なく見積もってしまったりということが起こります。そして十分な高さまで足を上げられなくなります。

つまり、足腰の力が弱くなったために転ぶのではなく、「見えていない」ために転んでしまうのです。

ですので**メガネをかければ歩き方が変わります**。凹凸に合わせてきちんと足を上げられるようになるのです。

「自分はずっと、足腰が弱ったからつまずくのだと思っていた。足を上げたつもりが上がっていなかったのは、筋肉が衰えたからではなくて『上げるべき高さ』を見間違えていたからなのか！」

　そんな感想も多くいただいています。

まだまだたくさん！「脳内視力」でこれだけ変わるパフォーマンス

　メガネをかけて変わっていく多くの人たちを見ていると、「脳内視力」をはじめとする目の力というのはこれほどにまで私たちの生活の質を大きく決定づけるものなのか、と驚かされます。

　ある人はメガネをかけて東京の空を見たとたん、

「そうか、東京スカイツリーって円柱でしたよね……」

とつぶやくように言いました。

それまでも毎日見ていたスカイツリーですが、立体感のない平面像としてしか捉えられていなかったといいます。それが**メガネをかけることで、正面から見てもすぐに円柱だと分かるくらい立体感を捉えられるようになった**のです。

メガネをかけると皆さんは、腰を抜かすぐらいに驚き喜んでくださいます。

人によっては、

「ああ、いままで損をしていた」

「20年前に知りたかった」

「あれだけ努力してたんだから、目さえ良ければ○○大学に行けていたかもしれない」

などと落ち込む場合もあるくらいです。

テレビや絵画の見え方も変わります。

テレビの映像や絵画の世界は2次元ですが、遠くにある物や手前にいる人、その奥行き、そしてそれらが画面の方向に向かってくる様子などが立体的に見えるようになるのです。

そして最近は広告の画像も色彩学を考慮して色の配置を決定し、目につきやすくなるように工夫されています。「脳内視力」を矯正して初めて実感できるようになると、

「うわー、広告が目に飛び込んでくる！」

とびっくりされる方もいらっしゃいます。

身の回りのモノの見え方がガラリと変わるわけです。

一方、「脳内視力」を矯正せずに左右の目の視線のずれを敢えて〝活用〟するケースもあります。

広い視野を持って複数の状況をいっぺんに素早く把握する必要がある場合などは、視線が散っていた方が有利に働くのです。

とある学生は、大学サッカーの優勝チームでキャプテンを務めていました。

手元で作業をするときはどうしても気が散ってしまって集中力が続かないのですが、サッカーの試合に出るときはむしろその能力が生かされて活躍できるといいます。

というのも、遠くから隅々の細かいところまで一気に把握できるためチームの仲間

への的確な指示が可能だからです。状況をいち早く察知して仲間に伝える立場であれば、「脳内視力」を矯正しない方が上手くいくというわけです。

また別の人は、飲食店のホールスタッフとして働いています。

広い店内であっても、どこかでお客さんが呼んでいればすぐに目に入って気がつくのです。そのため他のスタッフに指示を出すのが得意でした。その代わりに自分が動こうとすると別の物事が目に入ってしまって集中できません。

やはり、その場の様子を広い視野でとらえて誰かに指示を出す、というポジションにいる場合にその能力が存分に発揮されるようです。

このような方たちは、**「後ろに目でもあるのか」と言われるくらいに細かいところまでよく気が付きます**。その分あらゆる物事が目に入ってしまい、気が休まらないために疲れてしまう場合も多々あるのです。

集中力を高めたり、疲れを軽減させたりしたいときはメガネを活用してずれを矯正する。そのほかの場面ではメガネを外す——私はいつも、そのように自在に調整することで生活の質を向上させることをおすすめしています。

メガネは最強のツールです。
正しく作ったメガネをかければ、誰でもその瞬間から、
理想の「見え方」を体感することができます。

少しくらいの視線のずれは、スポーツ選手などを中心に「ビジョントレーニング」という方法で改善することも可能です。ですが成果が出てからも継続が必要ですし、ストレスもかかります。

その点メガネはかければレンズが勝手に矯正してくれるのでとても楽です。誰でも気軽に試すことができます。

ですが、メガネは必ずしもかけなければいけないものではありません。

また、必ずしも作らなければいけないものでもありません。

「脳内視力」は、そこに問題が見つかれば必ず矯正が必要だというものではないのです。
実際に私も、本当に必要とされる方や希望される方だけに作るようにしています。

まずは「脳内視力」について知り、検査をして現状を把握する。
そして、その人の生活スタイルやその人の好みから
望ましい「見え方」を探っていく。
その結果、必要であればメガネを作って
能力を最大限発揮できるように調整する。

——そのような形が理想だと思っています。

私が望むのは、より多くの人に「脳内視力」について知ってもらい、
自身の生活をより豊かにするためのきっかけとしてもらうことなのです。

おわりに

身体は不思議なところで繋がっています。

私のメガネ店は整体師や鍼灸師、それに歯科や心療内科の医師などとも日頃から連携を図っています。

そうした患者さんもよく「脳内視力」の検査のためにいらっしゃるのです。

その様子を見ていると、身体の不調が目と脳の関係に影響したり、逆にそれが原因となって体の不調を引き起こしたりしていることがよく分かります。

私たちは身体や能力に何らかの問題が生じると、ついその「部分」にばかり注目してしまいがちです。ですがその**原因が実は全く違うところにある、という可能性は少なくない**のです。

私自身、「自分はバカだ」と思い込み、30年以上を生きてきました。文章が読めず集中力がないことを「自分の能力不足、努力不足のせいだ」と責め続け、辛い思いをしてきたのです。

原因が「脳内視力」にあったのだと分かったときは心底ホッとしました。自信も回復させることができました。

私の元でメガネを作ったお客さんたちも、

「自分は運動音痴じゃなかった」

「疲れやすいのは体質じゃなかった」

「転びやすいのは加齢のためじゃなかった」

などと、次々に安堵の声を漏らしています。皆さん、それぞれ辛さを味わってきたのでしょう。

もちろんすべてが目の問題であるとは限りません。

ですがもし「脳内視力」が原因であったとしたら、それを改善させる方法があるとしたら――そのことを知って、より豊かな生活を送ってほしい、自信を回復させてほしいと思わずにはいられません。

身体の不調や疲れ、集中力不足を、「体質だから」「歳をとったから」「努力が足りないから」などと諦めたり自分を責めたりする人、そしてかつての自分のような人間を一人でも救いたい——そのような思いから、私はこれからも「脳内視力」を広く知ってもらうための活動を続けていくつもりです。

この本が皆さんにとって、「自分らしい人生」を進むための小さな一歩となるように。

そのことを心から願っています。

松本　康

「人生が変わるメガネ」コンセプト

読解ができない、物がダブって見えるなど、私自身が子供の頃から見ることに大変な苦労をしてきました。

その苦労を苦労として実感できたのも、自分で「脳内視力」を矯正するメガネを作ることができたからです。「脳内視力」を矯正して本来あるべき世界を知って、初めて自分の見え方が正常ではないと知ることができました。

世の中には、かつての私と同じように見え方に原因があるにもかかわらず、自分の能力が劣っていると自分を責めてしまっている方もいると思います。

また、周りに理解されず、辛い想いをされている方もいると思います。

自分と同じように見え方が原因で苦労をしている方のお役に立ちたい、そんな一心で眼鏡店を営んでおります。

多くの方に知ってもらうために「脳内視力®」という表現をしていますが、一般的に言うところの両眼視機能検査・両眼開放屈折検査を用いて、プリズムレンズのメガネを提供しています。

私の作るメガネの特色は数値にとらわれずに、徹底的にカウンセリングを重視しているところです。今まで誰からも理解されなかったお客様の見え方についても、私自身の見え方の体験を通して、推し量ることができるのも私の強みであります。

お客様の生活スタイルやご要望に沿った上で最善のメガネを提供させていただきます。

今まで数十年間、
文章が頭に入ってこない理由が
ここでわかったのです。

自分専用のメガネをつくっていただき、
それを使って本を読んだところ
どんどん文章が入ってきます。

そのおかげか、
本を書くスピードも更に早くなりました。

視力があっていなかったせいか、
スマートフォンをずっと見ていると
頭痛になることも多かったのですが、
それもなくなりました。

今では手放せないメガネです。
そして魔法のメガネです。

このメガネを子供の頃に手に入れることができていたら
と思うとちょっと悔しいですが、今からでも遅くはないので
ぜひ多くの人につくって欲しいです。

このメガネを手に入れることで
きっと、今までにない世界が広がりますよ。

マツダミヒロ

推薦のことば

マツダミヒロです。
質問力の専門家として活動しており
普段は、夫婦で一緒に年間300日ほど海外で暮らしています。
海外で講演をしたり、学校に授業にいったりしています。

今では、30冊を超える本の著者ですが
実は子供の頃、本を読むのが苦手でした。

国語の授業も苦手で、長文読解などのテスト問題は
一度も解けたことがありませんでした。
ですので、30点以下のときもたくさんあったのです。

その理由は、文章が読めないからです。

何度読んでも、頭の中に入ってこないのです。
それは、文章力や読解力がないからだと思い、
そのまま大人になりました。

読解力がないながらも、
本をたくさん読むようになったのですが
縦書きの本よりも横書きの本のほうが読みやすく、
そのほうが頭にも入っていました。

そんな時に、松本さんと出会い
脳内視力の話を聞き、調べてもらったら
縦書きの認識がだいぶずれているとのことがわかりました。
縦書きに対して、横書きの方はそれほどずれがありませんでした。

店舗案内

MEGANE WORLD

脳内視力を測定して
眼鏡をお作りいたします

［完全予約制］

〒700-0024 岡山県岡山市北区駅元町 23-10

086-255-5460

銀座サロン

〒104-0061 東京都中央区銀座 1-28-11

Central Ginza 12F

03-5751-7193

読者特典

診断テスト

あなたの『脳と眼の関係』を
簡単にチェックできます。

こちらの QR コードから
アクセスしてください！
↓

https://j-megane.com/special/

松本 康（まつもと・やすし）

『メガネワールド』オーナー
両眼視機能研究所／NPO法人 眼からウロコ／人生が変わるメガネ／脳内視力メガネ　代表

1968年岡山県生まれ。

メガネづくり一筋30年。これまで2万人超のメガネを作り、研究を重ねてきた。心屋仁之助、本田健などの有名人・著名人の熱烈ファンも多数。全国はもとより、海外からの顧客も多い。

当たり前だと思われているいわゆる「立体視」ができない人が全体の二分の一もいる事実から、「脳内視力」というコンセプトにたどり着き、試行錯誤の末、「脳内視力を改善するメガネ」を完成させる。チェーン店の安価なメガネとは一線を画し、二時間かけてオーダーメイドで作る医療機器レベルとしてのメガネを提案。

また、NPO法人「眼からウロコ」代表として、学校や公的機関での「脳内視力」に関する無料の講演を開催。

発達障害の子どもたちやその親に対してのカウンセリングをライフワークとして情熱的に取り組んでいる。

著書に『疲れ・頭痛・肩こりが「脳内視力」で治った！』（三笠書房）がある。

Special Thanks to:
企画協力：
藤田 大輔希
岡田 有史
株式会社スタックアップ
編集協力：
中村かおり
堀 香織

奇跡《きせき》のメガネ
だれも知らない「脳内視力」の秘密

二〇二〇年（令和二年）十月三十日　初版第一刷発行

著　者　松本康
発行者　伊藤滋
発行所　株式会社自由国民社
東京都豊島区高田三—一〇—一一　〒一七一—〇〇三三
電話〇三—六二三三—〇七八一（代表）
造　本　ＪＫ
印刷所　新灯印刷株式会社
製本所　新風製本株式会社